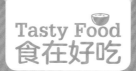

# 四季养生
## 这样吃最好

甘智荣 主编

江苏凤凰科学技术出版社

**图书在版编目（CIP）数据**

四季养生这样吃最好 / 甘智荣主编 . — 南京：江苏凤凰科学技术出版社，2015.10（2019.4 重印）

（食在好吃系列）

ISBN 978-7-5537-4265-6

Ⅰ . ①四… Ⅱ . ①甘… Ⅲ . ①食物养生 – 食谱 Ⅳ . ① R247.1 ② TS972.161

中国版本图书馆 CIP 数据核字 (2015) 第 050946 号

**四季养生这样吃最好**

| | |
|---|---|
| 主　　编 | 甘智荣 |
| 责 任 编 辑 | 樊　明　葛　昀 |
| 责 任 监 制 | 曹叶平　方　晨 |

| | |
|---|---|
| 出 版 发 行 | 江苏凤凰科学技术出版社 |
| 出版社地址 | 南京市湖南路 1 号 A 楼，邮编：210009 |
| 出版社网址 | http://www.pspress.cn |
| 印　　刷 | 天津旭丰源印刷有限公司 |

| | |
|---|---|
| 开　　本 | 718mm×1000mm　1/16 |
| 印　　张 | 10 |
| 插　　页 | 4 |
| 版　　次 | 2015 年 10 月第 1 版 |
| 印　　次 | 2019 年 4 月第 2 次印刷 |

| | |
|---|---|
| 标 准 书 号 | ISBN 978-7-5537-4265-6 |
| 定　　价 | 29.80 元 |

图书如有印装质量问题，可随时向我社出版科调换。

# 顺时养生，健康长寿

　　"冬吃萝卜夏吃姜，不找医生开药方""夏天一碗绿豆汤，解毒去暑赛仙方"，长久以来，我国民间都流传着这样一些关于养生秘诀的谚语。《黄帝内经》指出："四时阴阳者，万物之根本也，所以圣人春夏养阳，秋冬养阴，以从其根。"《素问·金匮真言论》也提到："五脏应四时，各有收受。"由此可见，顺应四时的养生观念早已为善养生者所推崇。我国很早就提出了"天人合一"的养生观念，主张养生保健必须顺应四时，与自然生态形成和谐统一的状态。一年四季，气候轮换，自然状况改变之下，人们的生理状况也会受影响。在不同的时节，我们需要摄取不同的养分来满足身体的需求。因此，要在每一个季节中保持身心健康，就需要我们根据不同的季节特征，采取不同的养生之道。所谓四季养生，就是指顺应自然界春、夏、秋、冬的季节变化，通过调养护理的方法，达到健康长寿的目的。

　　四季气候变化突出表现在"春温、夏热、秋凉、冬寒"上，自然界的一切生物，都在顺应着这种自然的变化规律，并相应形成了"春生、夏长、秋收、冬藏"的规律。因此，人在春夏之时，要顺其自然保养阳气，秋冬之时，亦应保养阴气，故有"春夏养阳，秋冬养阴"之说。那么，四季的进补原理是什么？每个季节应该分别重点养护什么？每个季节的宜、忌又是什么？该如何饮食才能健康长寿呢？本书将具体介绍给读者。我们将以"养生"为先，在医学专家、营养专家的建议下，根据四季气候变化的不同，为读者呈现适合春、夏、秋、冬各个季节的有效、健康、营养的食谱。全书图文并茂，专题部分介绍了四季养生的基本原理和知识，第一篇至第四篇介绍了春、夏、秋、冬四个季节的养生食谱，每一个季节的养生食谱包括常见的汤类、粥类、药茶类等，每一个食谱详解其材料、做法、养生功效，为您提供科学、实用、全面的养生指导。同时，我们为每道汤、羹、粥、饮品等都配上了相应的精美图片。本书结合中华传统养生理论与现代医学保健知识，引入最先进的健康理念，并结合中国人日常的饮食习惯，全面又系统地介绍了适宜四季的健康养生食谱，读者可根据需要查询。本书内容丰富、全面，养生方法权威、实用，希望能给每一位热爱养生的读者带来福音。

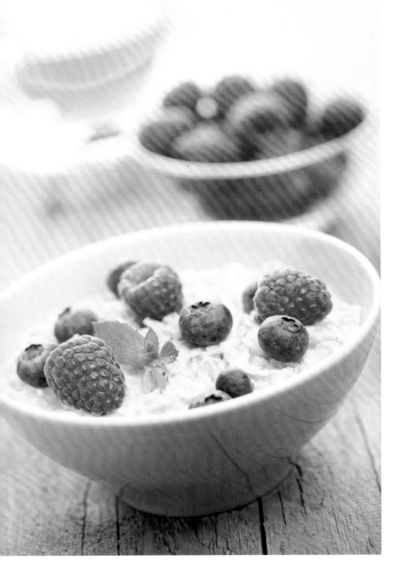

# 目录 Contents

## PART 1
## 春季养生篇

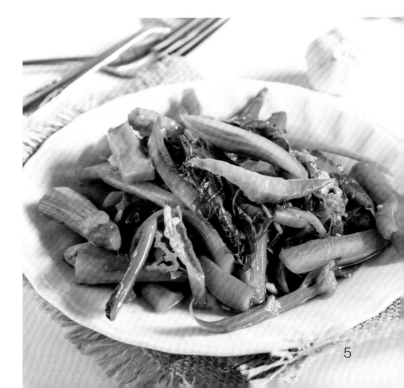

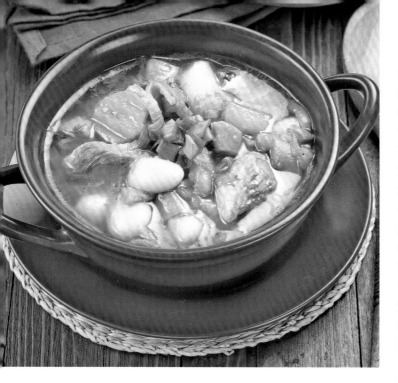

# PART 3
## 秋季养生篇

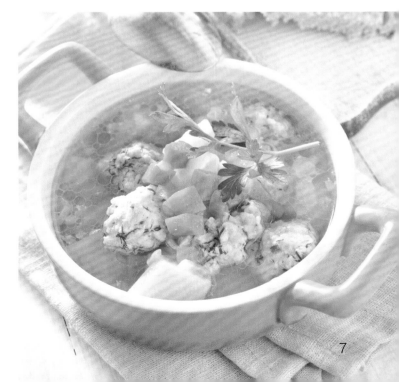

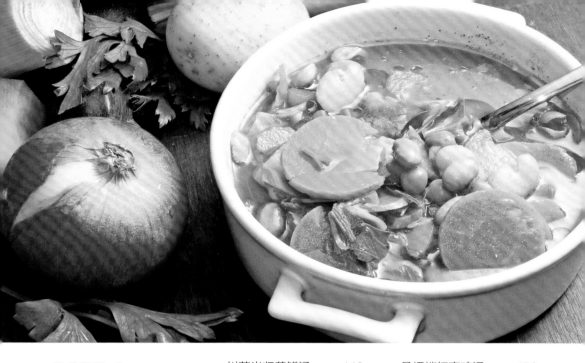

# 春季养生——养护阳气

从立春开始，就进入了春季。春季是阳气的生发时节，因此，春季养生要重视养护阳气。怎样才能养护阳气呢？那要从生活的方方面面出发，对身体进行调养了。

立春时节，顺应阳气生发的特点，在起居方面也要相应改变。做到适当的早睡早起。在运动调养方面，春天也是要顺应"生发"的特点，多做伸展运动。宜在柔和的晨光下，在庭院、公园、林荫道等地方进行体育锻炼，可选择散步、慢跑、快步走等，也可多做一些如广播体操等伸展运动或练习八段锦、太极拳等，既可舒缓形体，又可调理气血。

## 春季养生之宜

### （1）春季养生宜坚持"三优"原则

春季饮食要讲究"三优"。一优为热量较高的主食，平时可选食谷类、芝麻、花生、核桃和黄豆等，以补充冬季的热量消耗以及提供春季活动所需的热量。二优为蛋白质丰富的食物，如鱼肉、畜肉、鸡肉、奶类和豆制品，这些食物有利于在气候多变的春季增强机体抗病能力。三优为维生素和无机盐含量较多的食物，维生素含量多的食物有西红柿、韭菜、芹菜、苋菜等，而海带等海产品，黄、红色水果中含无机盐比较多。

### （2）春季饮食宜适当吃些甜食

古代养生著作《摄生消息论》认为："当春之时，食味宜减酸益甘，以养脾气。"春季饮食应以养肝为先，多吃甜食有利于加强肝、脾、胃的功能。春季应当进食的甜味食物主要有红糖、蜂蜜、菜花、胡萝卜等。

### （3）春季养生进补应科学

春季进补应讲究科学。一般来说，体虚的人才需要进补，而虚证又分为气虚、血虚、阳虚、阴虚等类型。概括起来说，气虚者补气，血虚者补血，阴虚者补阴，阳虚者补阳，气血两虚者气血双补，阴阳两虚者阴阳双补。只有对症给药，进补恰当，才能发挥补品最佳的效果。

## 春季养生之忌

### （1）春季忌多食温热、辛辣食物

春季阳气生发，而辛辣发散为阳气，会加重体内的阳气上升、肝功能偏亢，人容易上火伤肝，而此时的胃部也处于虚弱状态。如果食用温热、辛辣的食物，必定有损胃气。同时，春季不能吃太多的酸味食物，更不能过食大辛大热如羊肉、狗肉等食物，否则耗气伤阴。

### （2）春季忌多喝饮料

在果汁、汽水以及其他饮料中，一般均含有糖、糖精、电解质和合成色素等物质。这些饮料被饮用后，在胃里停留时间较久。久而久之，很容易刺激胃黏膜，影响食欲和消化功能，而且这些物质通过血液循环，增加肾脏过滤负担，影响肾功能。同时，过多地摄入糖类会增加脂肪的转化量，导致人肥胖。

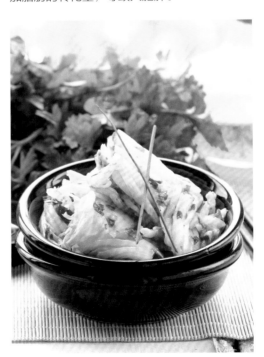

# 夏季养生——把酷暑拒之门外

夏季气温逐渐升高，并且达到一年中的最高峰，而且夏季雨量丰沛，大多数植物都"疯狂生长"，人体的阳气在此时也较为旺盛，因此夏季养生要注意顺应阳气的生长。

因天气炎热，人往往比较烦躁，要避免天气给自己带来的负面影响，就要把酷暑高温拒之门外。中暑是夏季的常见病，人们可以用多吃防暑食物、保证睡眠等方法来避暑。此外，在夏季要抓住治冬病的好时机。许多冬季常发生的疾病或因体质阳虚而发生的病症，可通过在夏天增强人体抵抗力，减少发病概率。

## 夏季养生之宜

### （1）夏季饮食宜以素淡为主

夏季饮食应该多吃清凉可口、容易消化的食物，如粥。而在菜肴的搭配上，要以素为主，以荤为辅，选择新鲜、清淡的各种时令蔬菜。除了蔬菜，夏季也是水果当道的季节。水果不仅可以直接生吃，还能用来做各种饮品，既好吃，又解暑。

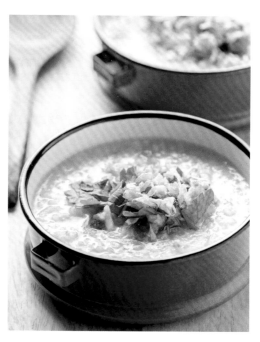

### （2）夏季饮食宜适当吃酸味食物

酸味食物如西红柿、乌梅、山楂、芒果、葡萄、柠檬等的酸味能够敛汗、祛湿，既可以生津止渴，又能够预防因流汗过多而耗气伤阴。不能忍受过酸者，可在菜肴中适量加点醋，不仅可以防止胃肠道疾病，还能够消毒杀菌。

### （3）夏季食用水果宜分寒热体质

对于虚汗体质的人，其代谢慢，热量少，很少口渴，属于胃寒之症，应当选择温热性的水果，如荔枝、板栗、核桃、樱桃、石榴等；而热性体质的人代谢旺盛，常会口干舌燥、易烦躁、便秘，应选择寒性水果，如瓜类水果、香蕉、猕猴桃等。而平和类的水果，如葡萄、苹果等，不同体质的人都可以食用。

## 夏季养生之忌

### （1）夏季忌多吃寒凉、热性食物及调料

夏季人的消化功能较弱，过多食用寒凉食物，易诱发肠胃痉挛，引起腹痛、腹泻。而夏季人体普遍内燥外热，如果再食用热性食物及调料（八角、小茴香、桂皮、花椒、五香粉等），无疑会让体内虚火上升，还可能导致疥疮。

### （2）夏季中暑饮食四忌

第一，夏季中暑忌大量饮水。中暑患者应该采用少量、多次饮水的方法，每次以不超过300毫升为宜。切忌狂饮。因为大量饮水不但会冲淡胃液，进而影响消化功能，还会引起反射排汗亢进。

第二，忌大量食用生冷瓜果。中暑患者大多脾胃虚弱，若大量食用生冷、寒性食物，会损伤脾胃阳气，严重者出现腹泻、腹痛等症。

第三，忌吃大量油腻食物。中暑后应少吃油腻食物，以适应夏季胃肠的消化能力。

第四，忌单纯进补。中暑之后，暑气未消，不能单纯进补，如果过早进补，则会使暑热不易消退，或使已经逐渐消退的暑热复燃。

# 秋季养生——"白露身不露"

秋季是从夏季向冬季的过渡季节，气温凉热交替，逐渐下降，不要经常赤膊露身，以防凉气侵入体内。"白露身不露，寒露脚不露"，这是一条很好的养身之道。

俗话说"春捂秋冻"，秋天适度经受些寒冷，有利于提高皮肤和鼻黏膜的耐寒力，对安度冬季有益。秋天的早晚凉意甚浓，要多穿些衣服。秋季是腹泻多发季节，应特别注意腹部保暖。秋季神经兴奋，食欲骤增，要防止过食，要少吃辣味和生冷食物，多吃酸性和热软食物，以利于消化。

## 秋季养生之宜

（1）秋季饮食宜"多酸少辛"

肺主辛味，肝主酸味，辛味能胜酸，所以要多摄入酸性食物，以加强肝脏功能。从食物属性来讲，少吃辛多吃酸食有助生津止渴，但也不能过量。

（2）秋季饮食宜重于养阴、讲究凉润

夏季的烘烤耗尽了人体预存的能量，加上秋季天气干燥阴冷，人体内的水分相对减少，若摄水量太少，会有损体内的"阴分"，不注意调节，可能会引起心血管、肠胃消化系统疾病。所以要多吃些既有清热作用又可滋阴润燥的食物，如野菊花、梨、甘蔗、蜂蜜、银耳等。

秋季宜采取平补与润补相结合的方法，以达到养阴润肺的目的。补肺润燥要多食用芝麻、蜂蜜等柔软、含水分较多的甘润食物。此外，还应多食白萝卜、胡萝卜、豆腐、甘蔗、柿子、香蕉、橄榄、菠萝等。

（3）秋季宜多吃柑橘类水果、苹果

柑橘含有叶黄素，对视网膜中的"黄斑"有很好的保护作用。而苹果的保健作用是多方面的，其果酸可保护皮肤，并有助于治疗痤疮和老年斑，还可降低血压，其所含的鞣酸、有机酸和膳食纤维既能止泻，又能润肠通便。

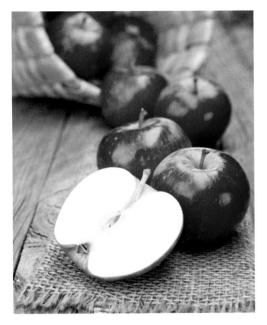

## 秋季养生之忌

（1）秋季养生忌乱进补

一忌无病进补。无病进补，既增加开支，又害其身。如过量服用鱼肝油可引起中毒，长期服用葡萄糖会引起发胖。

二忌慕名进补。认为价格越高的药物越能补益身体，如果滥服会导致兴奋过度、烦躁激动、血压升高及鼻出血。

三忌虚实不分。中医的治疗原则是虚者补之，不是虚证患者就不宜用补药。

四忌多多益善。任何补药服用过量都有害。

（2）秋季生吃水果忌不削皮

有些人认为，果皮中维生素含量比果肉高，因而生吃水果时连皮一起吃。其实，这种做法很不科学。因为，在水果的表皮有一层蜡质，农药可渗透其中，并残留在蜡质中。如果长期连皮一起生吃水果，农药残毒在人体内就可能积蓄，引起慢性中毒，损害神经系统，破坏肝功能，影响人的生殖与遗传。

# 冬季养生——匿藏精气

按照传统医学的理论，冬季是匿藏精气的时节。由于气候寒冷，人体对能量与营养的要求较高，而且消化吸收功能相对较强，为了适应机体的需要，必须多吃富含糖、脂肪、蛋白质和维生素的食物。适当进补不但能提高机体的抗病能力，还可把滋补品中的有效成分储存在体内，为明年开春乃至全年的健康打下基础。

## 冬季养生之宜

### （1）冬季饮食养生宜坚持"三要"

一要御寒。人怕冷与其体内缺乏矿物质有关，因此，在注重热量时，冬季还应补充矿物质。

二要保温。保温要强调热量的供给，在各种食物的能提供热量的成分中，基本上都含有蛋白质、脂肪或碳水化合物，而这类食物有肉类、蛋类、鱼类及豆制品等。

三要防燥。冬季干燥，人们常有鼻干、舌燥、皮肤干裂等症状，应多补充维生素 $B_2$ 和维生素 C。维生素 $B_2$ 多存在于动物的肝脏、蛋类、乳酪中，维生素 C 多存在于新鲜蔬菜和水果中。

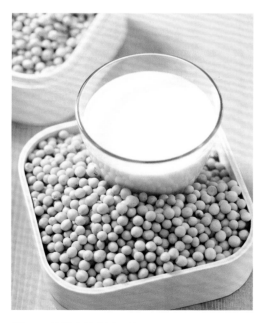

### （2）冬季饮食养生宜补阳气

冬季饮食应该以补阳为主，多吃些能增强机体御寒能力的食物，如羊肉、狗肉、牛肉、乌龟、鹿肉、荔枝等，还应多吃些富含糖、蛋白质、脂肪、维生素和无机盐的食物，如海产品、鱼肉类、家禽类食物。

散寒助阳的温性食物往往含热量偏高，食用后体内容易积热，常吃会导致肺火旺盛、口干舌燥等。中医认为，可选择一些甘寒食品来压住燥气，如龟肉、兔肉、鸭肉、鸡肉、鸡蛋、海带、芝麻、银耳、莲子、百合、白萝卜、白菜、芹菜、菠菜、冬笋、香蕉、梨、苹果等。

### （3）冬季宜多吃红色食品、荞麦和橄榄

南瓜、洋葱、山楂、红辣椒、胡萝卜和西红柿等红色食品所含的 $\beta$ - 胡萝卜素可防治感冒。冬季为脑出血和消化性溃疡出血高发期，荞麦含有丰富的维生素 P，对血管壁有保护作用。荞麦中含大量的黄酮类化合物，尤其富含芦丁，能促进细胞增殖和防止血细胞的凝集，还有降血脂、扩张冠状动脉、增加冠状动脉血流量等作用。橄榄有生津止渴之效，且冬季人们喝酒较多，橄榄能帮助解酒。

## 冬季养生之忌

### （1）冬季进补忌凡补必肉

冬季人体代谢较慢，身体容易聚集脂肪，所以进补应尽量选择清淡的食物。若是重度感冒伴有发热头痛，最好不要进补，否则可能外邪不清，既耽误感冒的治疗，又没有进补效果。

### （2）冬季忌用喝酒来御寒

喝酒让人有温暖、发热的感觉，仅仅是因酒麻痹了人对冷的感觉而已，而且这种热量是暂时的，等酒劲一过，人会更寒冷，并会使抗寒能力减弱或者出现头痛、感冒甚至冻伤等症状。因此，冬季饮酒抗寒只能起短暂的作用，而有害于身体健康。所以冬季忌喝酒抗寒。

# PART 1

# 春季养生篇

　　春三月是指立春、雨水、惊蛰、春分、清明、谷雨六个节气。春天从冬天过来，冬天属阴，春天属阳，也可以说春天是从阴到阳的过渡阶段，是阳气开始发动的时候。到了春天，万物复苏，百花齐放，这就是"发陈"。"天地俱生"，天地之气都一起发生了，因此春天最大的一个特征就是"生"。

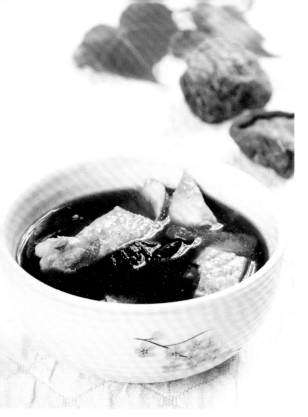

# 女贞子鸭汤

**材料**

女贞子 30 克，山药 20 克，枸杞子、熟地黄各 15 克，牡丹皮、泽泻各 10 克，鸭肉 500 克，盐 3 克

**做法**

❶ 将鸭宰杀，去掉其身上的毛及内脏，清洗干净并斩成块状。

❷ 将除鸭肉和盐之外的材料洗净，与鸭肉一同放入锅中，加适量清水，煎至鸭肉熟烂。

❸ 适量放入盐调味即可。

**养生功效**

　　女贞子，性凉，味甘、涩、微苦，归肝、肾经，具有滋补肝肾、益阴养血之功。此汤具有养肝补虚、滋阴补肾、补血养胃的功效。适用于女性面部之黄褐斑，同时兼用于腰膝酸软、形体消瘦、眩晕耳鸣、午后潮热等。

# 雪蛤枸杞子甜汤

**材料**

枸杞子 10 克，雪蛤 1 只，冰糖适量

**做法**

❶ 将雪蛤洗净，斩件；枸杞子洗净泡发。

❷ 锅中注水烧开，放入雪蛤煮至熟，再加入枸杞子煮熟。

❸ 加冰糖，搅拌待冰糖溶化即可。

**养生功效**

　　雪蛤可补肾益精、养阴润肺、健脑益智、平肝养胃；枸杞子可调节人体免疫功能，具有延缓衰老、抗脂肪肝、调节血脂和血糖、促进造血功能等作用。此汤具有滋阴养肝、润肤明目、生津止渴的功效，是爱美女性的一道养生佳品。

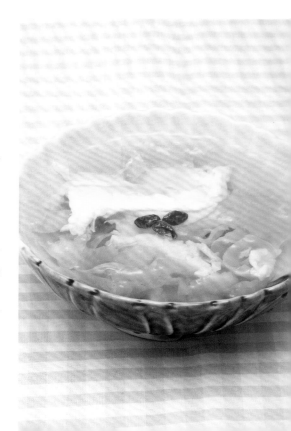

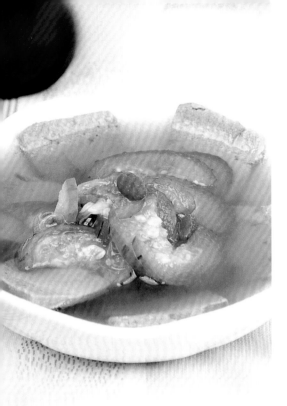

# 丝瓜猪肝汤

**材料**

山药 50 克，丝瓜 250 克，熟猪肝 75 克，高汤适量，枸杞子 10 克，盐 4 克

**做法**

❶ 将丝瓜去皮，洗净切片；熟猪肝切片备用；山药洗净，去皮切片。

❷ 净锅上火，倒入高汤，下入熟猪肝片、丝瓜片、山药片、枸杞子煲至熟。

❸ 调入盐调味即可。

**养生功效**

　　丝瓜性凉、味甘，具有清热、解毒、凉血止血、通经络、行血脉、美容等功效，并可治疗诸如痰喘咳嗽、乳汁不通、热病烦渴、筋骨酸痛、便血等病症。本品具有疏肝除烦、养肝补血、清热解毒等功效。

# 红枣核桃仁乌鸡汤

**材料**

红枣 8 颗，核桃仁 20 克，乌鸡 250 克，盐 3 克，姜片 5 克，葱花适量，枸杞子 10 克

**做法**

❶ 将乌鸡洗净，斩块汆水；红枣、核桃仁洗净备用。

❷ 净锅上火倒入水，调入盐、姜片、葱花，下入乌鸡、红枣、核桃仁、枸杞子。

❸ 煲至乌鸡熟烂即可。

**养生功效**

　　本品具有滋补肝肾、益气补血、滋阴清热、调经活血、调经止带、安神益智、润肠通便等功效，特别是对女性的气虚、血虚、脾虚、肾虚等症以及小儿生长发育迟缓、女性更年期综合征等尤为有效。

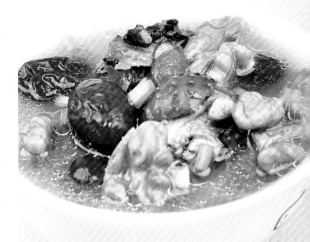

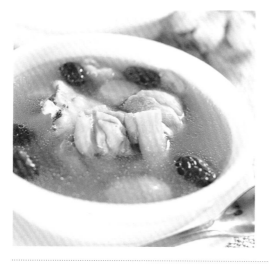

# 党参当归鸡汤

**材料**

党参、当归各 15 克，红枣 8 颗，鸡腿 1 只，盐 3 克

**做法**

❶ 鸡腿洗净剁块，放入沸水中汆烫，捞起冲净；党参、当归、红枣洗净备用。

❷ 鸡腿、党参、当归、红枣一起入锅，加适量水以大火煮开，转小火续煮30分钟。

❸ 起锅前加盐调味即可。

# 当归炖猪心

**材料**

党参 20 克，当归 15 克，鲜猪心 1 个，葱、姜、盐、料酒各适量

**做法**

❶ 鲜猪心洗净，一面切几刀，不切断；党参、当归洗净，再一起放入鲜猪心内，用竹签固定好。

❷ 将鲜猪心放入锅中，撒上葱、姜、料酒，隔水炖熟。

❸ 去除药渣，再加盐调味即可。

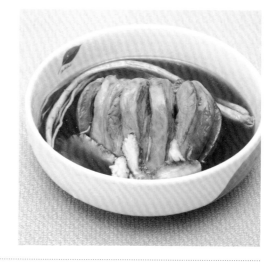

# 党参枸杞子猪肝汤

**材料**

党参段、枸杞子各 15 克，猪肝 200 克，盐、葱花各适量

**做法**

❶ 将猪肝洗净切片，汆水后备用。

❷ 将党参段、枸杞子用温水洗净后备用。

❸ 净锅上火倒入水，将猪肝、党参段、枸杞子一同放进锅里煲至熟，加盐和葱花调味即可。

# 茯苓豆腐

**材料**

茯苓 30 克，枸杞子 10 克，豆腐 500 克，香菇、盐、料酒、淀粉、清汤、食用油各适量

**做法**

❶ 豆腐挤压出水，切成小方块，撒上少许盐；香菇、茯苓均切片。将豆腐块入高温食用油中煎至金黄，茯苓煎熟。

❷ 清汤、盐、料酒倒入锅内烧开，加淀粉勾成白汁芡，下入炸好的豆腐块、茯苓，与香菇片、枸杞子炒匀即成。

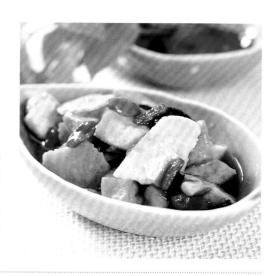

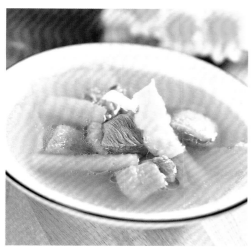

# 玉参焖鸭

**材料**

玉竹、沙参各 50 克，老鸭 1 只，生姜、盐各适量

**做法**

❶ 将老鸭洗净斩件；生姜去皮切片。

❷ 砂锅内加水适量，放入老鸭、沙参、玉竹、生姜片，用大火烧沸。

❸ 再改用小火煮1个小时至熟烂，加入盐调味即可。

# 五加皮烧黄鱼

**材料**

五加皮 15 克，黄鱼 500 克，面糊、黄酒、糖、醋、盐、食用油各适量

**做法**

❶ 黄鱼处理干净，两侧切花刀。

❷ 五加皮加水煎煮2次，取汤汁备用；黄鱼挂面糊，入油锅中炸至酥脆，放碟中。

❸ 五加皮汤汁放锅中，加黄酒、糖、醋、盐拌炒，至汤汁黏稠，浇在鱼身上即可。

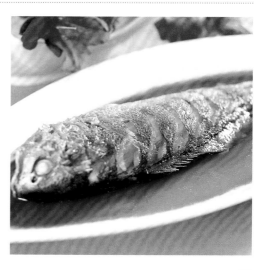

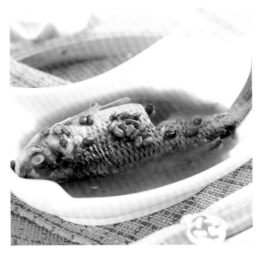

# 白芍红豆鲫鱼汤

**材料**

鲫鱼1条（约350克），红豆50克，白芍10克，盐适量

**做法**

1. 鲫鱼处理干净；红豆洗净，入水中泡发。
2. 白芍用清水洗净，放入锅内，加水煎10分钟，取汁备用。
3. 另起锅，放入鲫鱼、红豆及白芍药汁，加适量水清炖，炖至鱼熟豆烂，加入盐调味即可。

# 太子参炖猪瘦肉

**材料**

太子参、桑白皮各10克，无花果60克，猪瘦肉25克，盐适量

**做法**

1. 太子参、桑白皮略洗；无花果洗净备用。
2. 猪瘦肉洗净，切片。
3. 把太子参、桑白皮、无花果、猪瘦肉放入炖盅内，加入适量开水，盖好盅盖，大火炖约1个小时，加入盐调味即可。

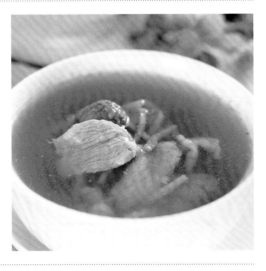

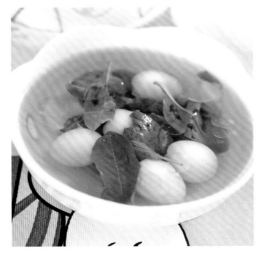

# 鹌鹑蛋鸡肝汤

**材料**

鸡肝150克，枸杞叶10克，鹌鹑蛋150克，盐4克，生姜5克，香油少许

**做法**

1. 鸡肝洗净，切成片；枸杞叶洗净。
2. 鹌鹑蛋入锅中煮熟后，取出，剥去蛋壳；生姜去皮，洗净，切片。
3. 将鹌鹑蛋、鸡肝、枸杞叶、生姜一起加水煮5分钟，调入香油与盐煮至入味即可。

# 枸杞子炖甲鱼

**材料**

枸杞子、熟地黄各 20 克，红枣 5 颗，甲鱼 250 克，盐适量

**做法**

❶ 甲鱼宰杀后洗净；枸杞子、熟地黄洗净；红枣洗净去核。

❷ 锅置火上，加水，大火将水煮开，再将熟地黄、红枣、甲鱼一起放入锅中，以小火炖 2 个小时。

❸ 枸杞子入锅，放盐调味，煮 10 分钟即可。

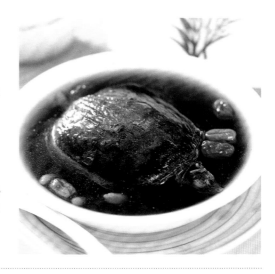

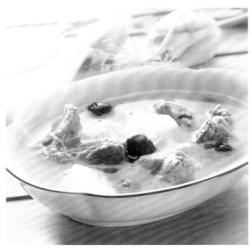

# 山药白芍排骨汤

**材料**

白芍、蒺藜各 10 克，去核红枣 10 颗，排骨 250 克，山药 300 克，盐适量

**做法**

❶ 白芍、蒺藜装入棉布袋系紧；红枣洗净。

❷ 排骨冲洗后入沸水中氽烫捞起；戴手套将山药去皮，洗净切块。

❸ 将除盐外的所有材料一起放入锅中，加水适量，大火烧开后转小火炖 40 分钟，加盐调味即可。

# 西洋参鸽子汤

**材料**

西洋参 20 克，枸杞子 10 克，鸽子 500 克，盐、料酒各少许

**做法**

❶ 鸽子去毛去内脏，洗净；西洋参洗净，去皮切片；枸杞子洗净备用。

❷ 砂锅中注水加热至沸腾，放入鸽子、料酒转小火炖 90 分钟。

❸ 再放入西洋参、枸杞子炖煮至熟，加盐调味即可。

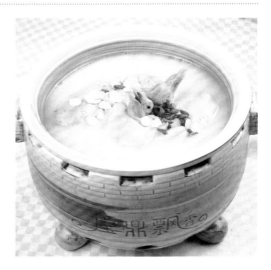

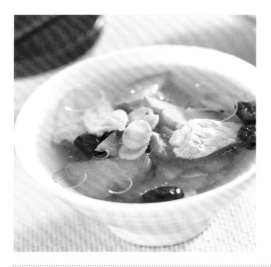

# 佛手瓜白芍瘦肉汤

**材料**

佛手瓜 200 克，白芍 20 克，猪瘦肉 300 克，红枣 5 颗，盐 3 克

**做法**

❶ 佛手瓜洗净，切片，焯水。

❷ 白芍、红枣洗净；猪瘦肉洗净，切片焯水后捞出。

❸ 适量清水放入砂煲内，煮沸后加入佛手瓜、白芍、猪瘦肉、红枣，以大火烧沸，改用小火煲1个小时，加盐调味即可。

# 灵芝红枣兔肉汤

**材料**

红枣 5 颗，灵芝 6 克，兔肉 250 克，盐适量

**做法**

❶ 将红枣浸软，去核，洗净；灵芝洗净，用清水浸泡2个小时，取出切小块。

❷ 将兔肉洗净，焯水，切小块。

❸ 将红枣、灵芝、兔肉放入砂煲内，加适量清水，大火煮沸后，改小火煲2个小时，加盐调味即可。

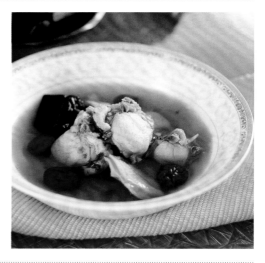

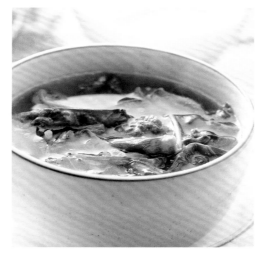

# 决明子苋菜汤

**材料**

决明子 20 克，鸡肝 2 副，苋菜 250 克，盐适量

**做法**

❶ 苋菜剥取嫩叶和嫩梗，洗净，沥干；鸡肝洗净，切片，焯烫去血水后捞起。

❷ 决明子装入棉布袋扎紧，放入煮锅中，加水适量熬成高汤，捞出棉布袋丢弃。

❸ 加入苋菜，煮沸后下鸡肝片，再煮沸1次，加盐调味即可。

# 阿胶黄芪红枣汤

**材料**

阿胶 10 克，黄芪 18 克，红枣 10 颗，盐适量

**做法**

① 将黄芪洗净切片；红枣洗净，备用。

② 将阿胶洗净，切成小块。

③ 锅内注入适量清水，大火煮沸后，放入黄芪、红枣，小火煮1分钟，再放入阿胶，煮至阿胶溶化后，加盐调味即可。

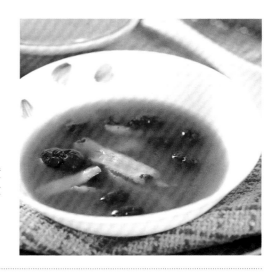

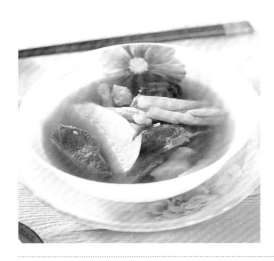

# 党参山药猪胰汤

**材料**

党参 15 克，山药 30 克，猪胰 100 克，猪瘦肉 50 克，红枣 3 颗，盐适量

**做法**

① 党参洗净切段，山药去皮切块。

② 红枣洗净；猪胰、猪瘦肉分别洗净，汆水，切片。

③ 将清水放入瓦煲，煮沸后加入党参、山药、红枣、猪胰和猪瘦肉，大火煲开后，改小火煲1个小时，加盐调味即可。

# 山药炖鸡

**材料**

山药 250 克，胡萝卜 1 根，鸡腿 1 只，盐 3 克

**做法**

① 山药洗净削皮，切块；胡萝卜洗净削皮，切块；鸡腿洗净剁块，放入沸水中汆烫，捞起，冲洗。

② 鸡腿、胡萝卜先下锅，加水盖过材料，以大火煮开后转小火炖15分钟。

③ 下山药煮沸，小火煮熟，加盐调味即可。

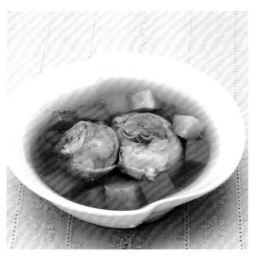

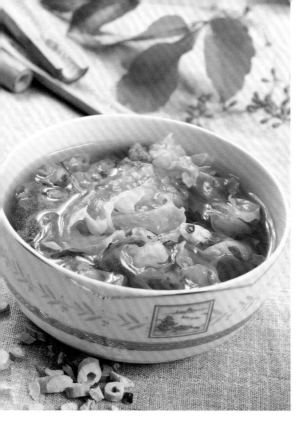

# 赤芍银耳饮

**材料**

赤芍、柴胡、黄芩、知母、夏枯草、麦冬各5克，牡丹皮3克，玄参6克，梨1个，白糖12克，罐头银耳300克

**做法**

1. 将所有的药材洗净；梨洗净，切块备用。
2. 锅中加入所有药材，加上适量的清水煎煮成药汁。
3. 去渣取汁后加入梨、罐头银耳、白糖，煮至沸即可。

**养生功效**

　　本品滋阴泻火，消肿止痛，补脾开胃，可用于腮腺肿痛有烧灼感、口干咽燥、肝郁胁痛、经闭痛经、症瘕腹痛、跌扑损伤、痈肿疮疡、小便短赤、大便秘结者。

# 当归郁金猪蹄汤

**材料**

当归10克，郁金15克，猪蹄250克，红枣5颗，生姜15克，盐3克

**做法**

1. 将猪蹄刮去毛，处理干净后洗净，在沸水中煮2分钟，捞出，过冷水后斩块备用。
2. 当归、郁金、生姜、红枣洗净，将生姜拍裂切片。将除盐外的全部材料放入锅内，加清水没过所有材料，大火浇沸后转成小火煮2~3个小时。
3. 待猪蹄熟烂后加入盐调味即可。

**养生功效**

　　此品具有理气活血、疏肝解郁、消肿止痛、排脓生肌之功效，还能行气化淤、清心解郁、利胆退黄、活血止痛。

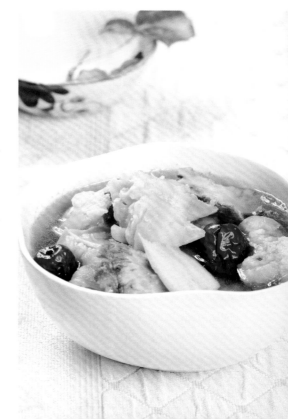

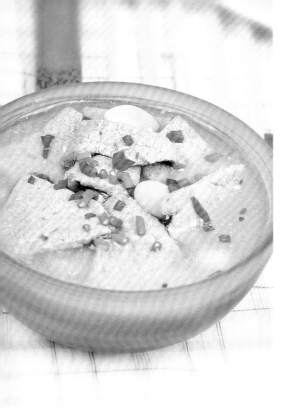

# 白果玉竹猪肝汤

**材料**

白果 100 克，玉竹 10 克，猪肝 200 克，盐、香油、香菜段、红椒粒、高汤各适量

**做法**

❶ 猪肝洗净切片；白果、玉竹分别洗净。

❷ 净锅上火倒入高汤，下入猪肝、白果、玉竹烧沸。

❸ 加盐调味，淋入香油，撒上香菜段和红椒粒即可装盘。

**养生功效**

　　此汤具有滋阴清热、敛肺止咳、固精止带、缩尿止遗的功效。适宜气血虚弱，面色萎黄，缺铁性贫血者食用；适宜肝血不足所致的视物模糊不清、夜盲、眼干燥症、小儿麻疹病后角膜软化症、内外翳障等眼患者食用。

# 牡蛎豆腐羹

**材料**

天麻 15 克，僵蚕 5 克，牡蛎肉 150 克，豆腐 100 克，鸡蛋 1 个，韭菜 50 克，食用油、盐、葱段、香油、高汤、红椒粒各适量

**做法**

❶ 牡蛎肉洗净；豆腐切成细丝；韭菜洗净切末；鸡蛋打入碗中；天麻、僵蚕洗净备用。

❷ 锅内放食用油烧热，入葱段爆香，倒入高汤，下入天麻、僵蚕、牡蛎肉、豆腐丝，调入盐煲至入味。

❸ 最后下入韭菜末、红椒粒、鸡蛋，淋入香油即可。

**养生功效**

　　此品可滋阴潜阳，息风定惊，重镇安神，软坚散结，收敛固涩。可用于惊悸失眠、眩晕耳鸣、自汗盗汗、遗精崩带、胃痛泛酸等症。

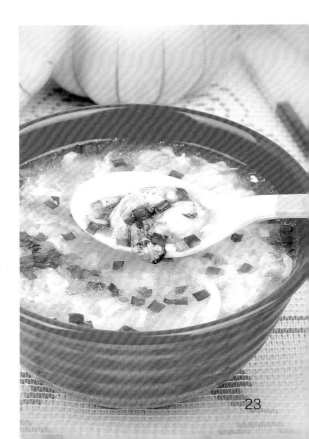

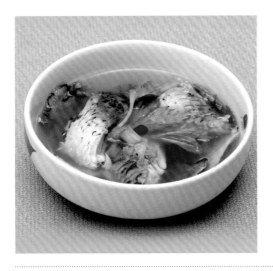

# 白术黄芪鱼汤

**材料**

白术、黄芪各 10 克，防风 6 克，虱目鱼肚 1 片，芹菜、盐、葱段、红椒粒、淀粉各适量

**做法**

❶ 将虱目鱼肚洗净，放少许淀粉拌匀，腌渍 20 分钟；药材洗净，沥干，备用。

❷ 锅置火上，倒入清水，将药材与虱目鱼肚一起煮，用大火煮沸，再转小火续熬，至味出时，放适量盐、葱段调味。

❸ 起锅前，加入芹菜和红椒粒即可。

# 苍术蔬菜汤

**材料**

鱼腥草、苍术各 10 克，薏米 20 克，白萝卜、西红柿各 250 克，玉米笋 100 克，绿豆芽 15 克，盐适量

**做法**

❶ 将鱼腥草、苍术、薏米洗净后与清水置入锅中，以小火煮沸，滤取药汁备用。

❷ 白萝卜洗净，刨丝；西红柿去蒂洗净，切片；玉米笋洗净切长条；绿豆芽洗净备用。

❸ 药汁入锅，加全部蔬菜煮熟，入盐调味。

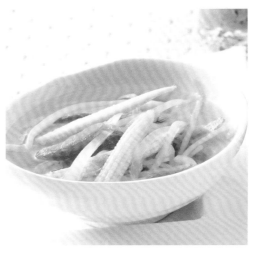

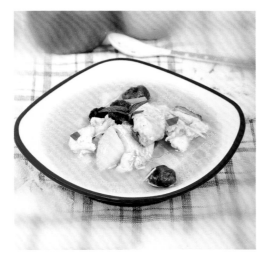

# 苹果草鱼汤

**材料**

苹果 100 克，草果 10 克，草鱼 300 克，桂圆肉 50 克，盐、食用油、姜丝、高汤各适量

**做法**

❶ 草鱼洗净切块；苹果洗净，去皮、核，切块；桂圆肉、草果洗净备用。

❷ 热锅倒食用油，爆香姜丝，下草鱼微煎，倒高汤，调入盐，下入草果、桂圆肉、苹果煲至熟即可。

# 莲子蒸雪蛤

**材料**

莲子 30 克，红枣 2 颗，雪蛤 200 克，淡奶 20 毫升，白糖 20 克，椰汁 50 毫升，冰糖 50 克

**做法**

1. 雪蛤、莲子分别洗净泡发；红枣洗净。
2. 清水、白糖放入容器中，加入雪蛤上笼蒸5分钟，捞出分装碗中，下莲子、红枣。
3. 锅置火上加水，下椰汁、淡奶、冰糖煮开，盛入装碗的雪蛤中，蒸10分钟取出。

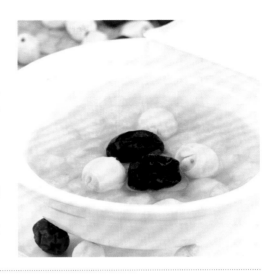

# 川芎白芷鱼头汤

**材料**

川芎、白芷、枸杞子各 10 克，生姜 5 片，鳙鱼头 1 个，盐、红枣、食用油各适量

**做法**

1. 将鳙鱼头洗净，去鳃，起油锅，下鳙鱼头煎至微黄，取出；川芎、白芷、生姜、红枣、枸杞子洗净。
2. 川芎、白芷、生姜、枸杞子、红枣、鳙鱼头入锅，加适量开水，炖锅加盖，小火隔水炖2个小时，加盐调味即可。

# 柴胡安梨汤

**材料**

柴胡 20 克，安梨 1 个，红糖适量

**做法**

1. 分别将柴胡、安梨洗净，把安梨切成块，备用。
2. 把柴胡、安梨放入锅内，加入适量水，先用大火煮沸，再改小火煎15分钟。
3. 以红糖调味即可。

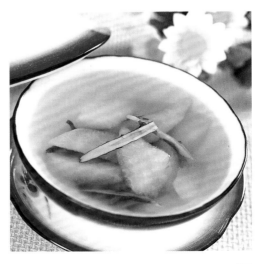

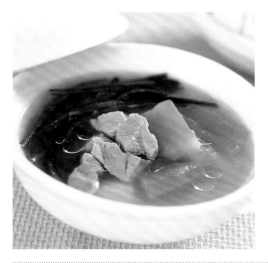

# 苦瓜海带瘦肉汤

## 材料
苦瓜、海带丝各 100 克，猪瘦肉 250 克，盐 3 克

## 做法
1. 将苦瓜洗净，切成两半，去瓤，切块。
2. 海带先用清水浸泡1个小时，洗净；猪瘦肉洗净，切成小块。
3. 把苦瓜、海带、猪瘦肉放入砂锅中，加适量清水，煲至猪瘦肉熟烂，调入盐即可。

# 黄连冬瓜鱼片汤

## 材料
黄连 10 克，知母 12 克，酸枣仁 15 克，鲷鱼 100 克，冬瓜 150 克，嫩姜丝 10 克，盐 4 克

## 做法
1. 鲷鱼洗净，切片；冬瓜去皮洗净，切片；黄连、知母、酸枣仁放入棉布袋。
2. 将鲷鱼、冬瓜、嫩姜丝和棉布袋放入锅中，加入清水，以中火煮沸至熟。
3. 取出棉布袋后，然后加盐调味，关火即可食用。

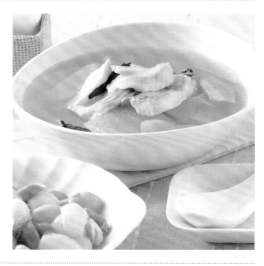

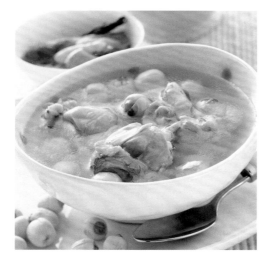

# 柴胡莲子牛蛙汤

## 材料
莲子 150 克，茯苓、柴胡、麦冬各 10 克、黄芩、参片、甘草各 5 克，牛蛙 3 只，盐适量

## 做法
1. 除莲子外的中药材略洗，入棉布袋扎紧。
2. 莲子洗净，与棉布袋同入锅中，加水煮开，小火煮30分钟。
3. 牛蛙洗净，剁块，入汤内煮沸，丢弃棉布袋，加盐调味即可。

# 木瓜雪蛤羹

**材料**

枸杞子 15 克，白芍 8 克，木瓜 150 克，雪蛤 50 克，冰糖适量

**做法**

❶ 木瓜洗净，去皮，榨成汁待用。

❷ 雪蛤泡发洗净；枸杞子、白芍洗净，装入棉布袋。

❸ 锅中倒入清水，放雪蛤、棉布袋，大火烧开，转小火将雪蛤炖烂，放入木瓜汁、冰糖煮沸，拣出棉布袋即可。

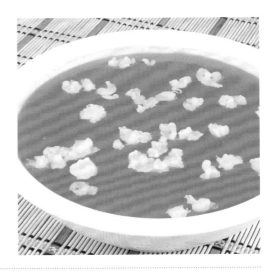

# 石菖蒲猪心汤

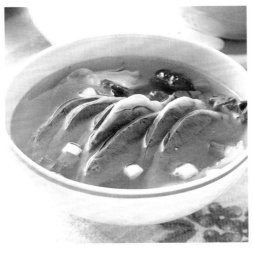

**材料**

石菖蒲 8 克，丹参、远志各 10 克，当归 5 片，红枣 6 颗，猪心 1 个，盐、葱花各适量

**做法**

❶ 猪心洗净，氽水，去除血水，煮熟，捞出切片。

❷ 将石菖蒲、丹参、远志、当归和红枣置入锅中加水熬煮汤。

❸ 将切好的猪心放入已熬好的汤中煮沸，加盐、葱花调味即可。

# 桂枝红枣猪心汤

**材料**

桂枝 20 克，党参段 10 克，红枣 6 颗，猪心半个，盐适量

**做法**

❶ 猪心去血水，入沸水氽烫，捞出洗净切片。

❷ 桂枝、党参段、红枣分别洗净入锅中，加适量水，大火煮开，转小火续煮30分钟。

❸ 再转中火让汤汁沸腾，放入猪心片，待水再开，加盐调味即可。

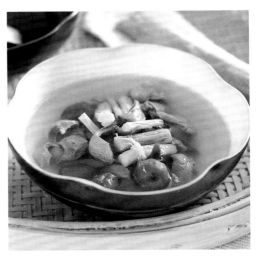

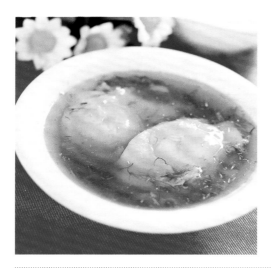

# 红花煮鸡蛋

**材料**

红花 30 克，鸡蛋 2 个，盐少许

**做法**

❶ 将红花用适量清水清洗干净，加适量水小
火煎煮。

❷ 再往红花中打入鸡蛋煮至蛋熟。

❸ 蛋熟后加入盐，继续煮片刻即可。

# 灵芝黄芪猪蹄汤

**材料**

灵芝 8 克，黄芪、天麻各 15 克，猪蹄 200 克，
葱 2 根，盐少许

**做法**

❶ 将天麻、灵芝、黄芪放入棉布袋内扎紧；
葱洗净，切好备用。

❷ 猪蹄洗净，剁块，用沸水汆烫，并将血块
挤出。

❸ 棉布袋置于锅中煮汤，待沸，下猪蹄入锅
中熬煮，再下葱、盐调味即可。

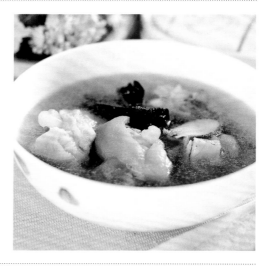

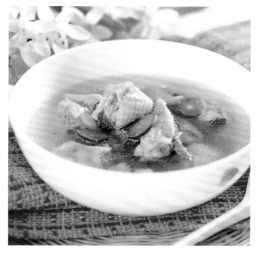

# 桑枝鸡汤

**材料**

桑枝 60 克，薏米 10 克，羌活 8 克，老母鸡半只，
盐少许

**做法**

❶ 将桑枝洗净，切成小段；薏米、羌活洗净
备用。

❷ 老母鸡宰杀，洗净，斩件。

❸ 桑枝、薏米、羌活与老母鸡共煮至老母鸡
肉烂熟汤浓，加盐调味即可。

# 桑寄生连翘鸡爪汤

**材料**

桑寄生 30 克，连翘 15 克，鸡爪 200 克，蜜枣 2 颗，盐 3 克

**做法**

❶ 桑寄生、连翘洗净；蜜枣洗净。

❷ 鸡爪洗净，去爪甲斩件，入沸水中氽烫。

❸ 砂煲内加入适量清水，煮沸后加入桑寄生、连翘、鸡爪、蜜枣，大火煲开后，改用小火煲1个小时，加盐调味即可。

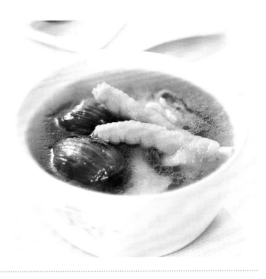

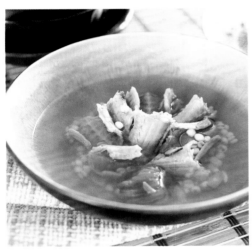

# 薏米桑枝水蛇汤

**材料**

桑枝、薏米各 30 克，水蛇 200 克，红枣 3 颗，盐 3 克

**做法**

❶ 桑枝、薏米、红枣洗净。

❷ 水蛇去头、皮、内脏，氽水，切成段。

❸ 将适量清水放入砂煲内，煮沸后加入桑枝、薏米、水蛇和红枣，大火煲开后，改用小火煲2个小时，加盐调味即可。

# 牛筋汤

**材料**

续断、杜仲、鸡血藤各15克，牛筋150克，生姜、盐各适量

**做法**

❶ 将牛筋洗净，切块；生姜洗净，切片；药材均洗净。

❷ 将药材、牛筋和生姜放入砂锅中，加水煎煮至牛筋熟烂，放入盐调味即可。

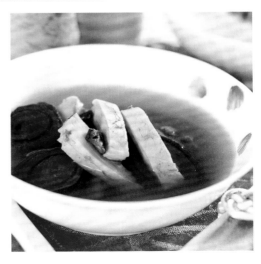

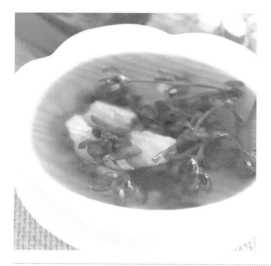

# 马齿苋杏仁瘦肉汤

**材料**

马齿苋 100 克，杏仁 50 克，板蓝根、枸杞子各 10 克，猪瘦肉 150 克，盐适量

**做法**

❶ 马齿苋摘嫩枝洗净；猪瘦肉洗净，切块；杏仁、板蓝根、枸杞子洗净。

❷ 将马齿苋、猪瘦肉、杏仁、板蓝根、枸杞子放入锅内，加适量清水。

❸ 大火煮沸后，改小火煲1个小时，板蓝根取出丢弃，用盐调味即可食用。

# 山药鸡内金鳝鱼汤

**材料**

山药 150 克，鸡内金粉 10 克，鳝鱼 100 克，生姜 3 片，枸杞子、盐、葱花各适量

**做法**

❶ 枸杞子、山药洗净；生姜洗净。

❷ 鳝鱼处理干净，入开水锅内稍煮，捞起，过冷水，刮去黏液，切成长段。

❸ 将除盐和葱花外的所有材料放砂煲内，加水煮沸，改小火煲2个小时，加盐调味，撒上葱花即可。

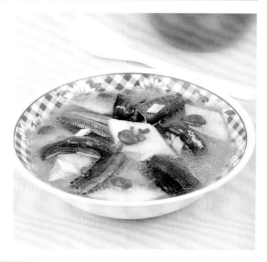

# 泽泻薏米瘦肉汤

**材料**

泽泻、薏米各 20 克，盐 4 克，猪瘦肉 60 克

**做法**

❶ 猪瘦肉洗净，切件；泽泻、薏米洗净。

❷ 把除盐外的所有材料放入锅内，加入适量清水，大火煮沸后，以小火煲1~2个小时即可关火。

❸ 加盐调味即可。

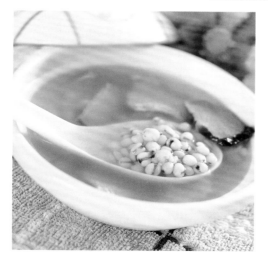

# 砂仁豆芽瘦肉汤

**材料**

砂仁 8 克，猪瘦肉 200 克，黄豆芽 30 克，盐 3 克

**做法**

1️⃣ 将猪瘦肉洗净切块；黄豆芽洗净。

1️⃣ 净锅上火倒入水，下入猪瘦肉、黄豆芽煲至熟，放入砂仁，煮5分钟，放入盐调味即可。

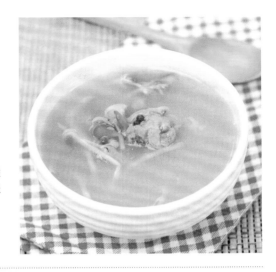

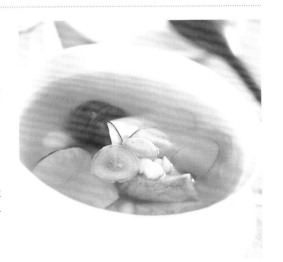

# 芹菜根甘草汤

**材料**

甘草 15 克，薏米 30 克，芹菜根 40 克，鸡蛋 1 个，盐 2 克

**做法**

1️⃣ 芹菜根洗净，切段；甘草、薏米洗净。

2️⃣ 将芹菜根、甘草、薏米放入锅中，加水400毫升，煎至200毫升。

3️⃣ 继续烧开，打入鸡蛋，加入盐搅匀，趁热服用。

# 西洋参瘦肉汤

**材料**

海底椰 150 克，西洋参、川贝各 10 克，猪瘦肉 200 克，红枣 2 颗，盐 3 克

**做法**

1️⃣ 海底椰、西洋参、川贝洗净。

2️⃣ 猪瘦肉洗净切块，汆水。

3️⃣ 将海底椰、西洋参、川贝、猪瘦肉、红枣放入煲内，注入沸水700毫升，加盖煲4个小时，加盐调味即可。

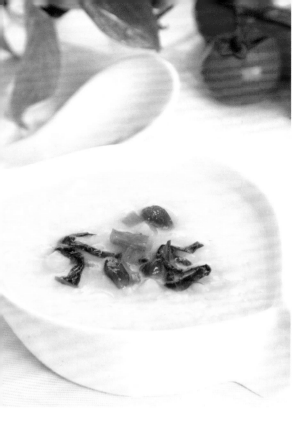

# 菠菜玉米枸杞子粥

**材料**

枸杞子 20 克，菠菜、玉米粒各 50 克，大米 80 克，盐 3 克

**做法**

❶ 大米洗净泡发；枸杞子、玉米粒洗净；菠菜择去根，洗净，切成碎末。

❷ 锅置火上，注入清水后放入大米、玉米粒、枸杞子用大火煮至米粒开花。

❸ 放入菠菜，用小火煮至粥成，调入盐拌匀即可。

**养生功效**

此粥具有滋阴养血、降压、润燥、滋补肝肾、益精明目的效果，可用于虚劳精亏，腰膝酸痛，眩晕耳鸣，内热消渴，血虚萎黄，目昏不明等症。

# 南瓜菠菜粥

**材料**

郁金 6 克，南瓜、菠菜、毛豆各 50 克，大米 90 克，盐 3 克

**做法**

❶ 南瓜去皮洗净，切丁；毛豆、郁金洗净；菠菜洗净，切成小段；大米洗净泡发。

❷ 锅置火上，注入适量清水，放入大米用大火煮至米粒绽开。

❸ 放入南瓜、毛豆、郁金，改用小火煮至粥浓稠，下入菠菜段再煮3分钟，调入盐，搅匀即可。

**养生功效**

此品具有健脾宽中、疏肝除烦、清热解毒的效果，还可以预防胃炎、防治夜盲症，使皮肤变得细嫩。

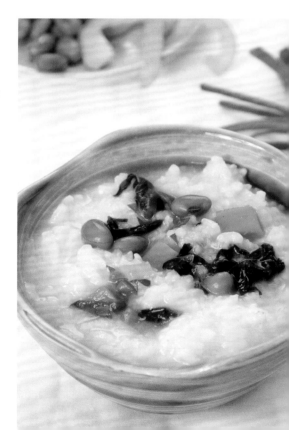

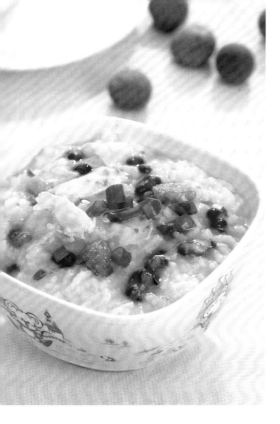

# 阿胶桂圆人参粥

### 材料

阿胶15克，桂圆肉15克，人参3克，红豆适量，大米100克，白糖8克，葱花适量

### 做法

❶ 大米洗净泡发；人参、桂圆肉洗净；红豆洗净泡发；阿胶打碎，以小火烊化备用。

❷ 锅置火上，注适量清水后，放入大米、红豆，用大火煮至米粒开花。

❸ 放入人参、桂圆肉，再加入已经烊化的阿胶，搅匀，用小火煮至粥成可闻见香味时，放入白糖调味，撒上葱花即成。

### 养生功效

　　本品能补益气血、养阴健脾、安神助眠，可用于失血性贫血、缺铁性贫血、再生障碍性贫血等症及年老体弱、儿童、女性等人群，对儿童、青少年的生长发育具有改善作用。

# 猪血腐竹粥

### 材料

山药30克，猪血100克，腐竹30克，干贝10克，大米80克，葱花、盐各3克

### 做法

❶ 腐竹、干贝用温水洗净泡发，腐竹切条，干贝撕碎；猪血洗净，切块；大米淘净；山药洗净去皮，切块。

❷ 锅中注水，放入大米，大火煮沸，下入干贝，再中火熬煮至米粒开花。

❸ 转小火，放入山药、猪血、腐竹，待粥熬至浓稠，加入盐调味，撒上葱花即可。

### 养生功效

　　猪血具有补血的效果，还可以清除体内的毒素，而腐竹含蛋白质很高，具有补钙的功效，可防止血管硬化。此品可补血养胃、益智强身。

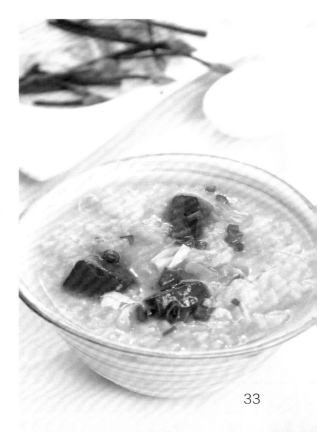

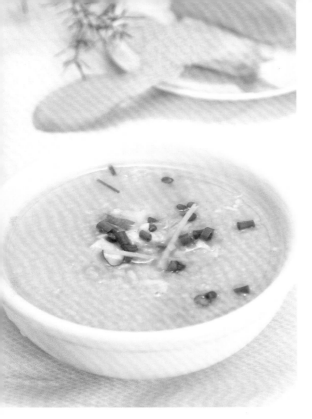

# 瘦肉决明小米粥

**材料**

石决明 20 克，小米 80 克，猪瘦肉 150 克，料酒 6 毫升，姜丝 10 克，盐 3 克，葱花、食用油各少许

**做法**

❶ 猪瘦肉洗净，切小块，用料酒腌渍；小米淘净；石决明洗净。

❷ 油锅烧热，爆香姜丝，放入腌好的猪瘦肉过油，捞出；锅中加适量清水烧开，下入小米、石决明，大火煮沸，转中火熬煮。

❸ 小火将粥熬出香味，再下入猪瘦肉煲5分钟，加盐调味，撒上葱花即可。

**养生功效**

　　石决明咸寒清热，质重潜阳，专入肝经，有平肝阳、清肝热之功，可治头痛眩晕。本品有清热、镇静、降血压的作用。

# 生姜猪肚粥

**材料**

生姜 30 克，猪肚 120 克，大米 80 克，盐 3 克，料酒 5 毫升，葱花适量

**做法**

❶ 生姜洗净，去皮，切末；大米淘净，浸泡；猪肚洗净，切条，用盐、料酒腌渍。

❷ 锅入水，放入大米，以大火烧沸，下入腌好的猪肚、生姜末，中火熬煮至米粒开花。

❸ 改小火熬至粥浓稠，加盐调味，撒上葱花即可。

**养生功效**

　　中医认为，猪肚味甘，性微温，入脾、胃经，有补虚损、健脾胃、消食积之功。猪肚同大米煮粥服食，可增强猪肚的补益之力，对脾胃亏虚等症疗效甚佳。此粥可温暖脾胃、益气补虚。

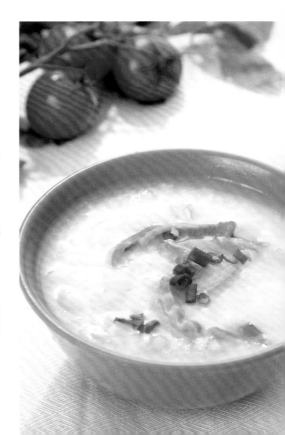

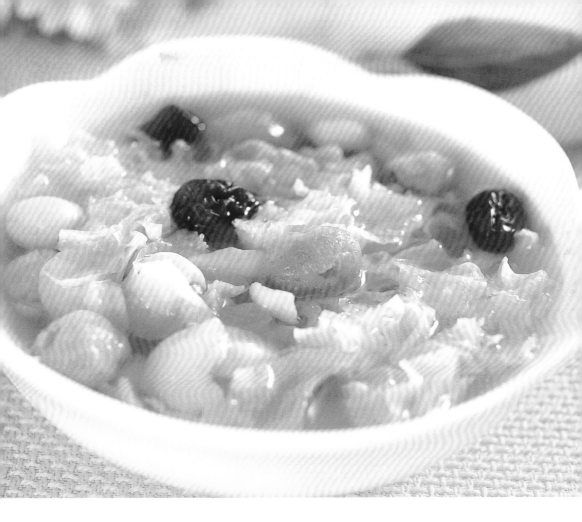

# 山药五宝甜汤

**材料**

山药 100 克，莲子 50 克，百合 10 克，桂圆肉 15 克，红枣 8 颗，银耳 15 克，冰糖 30 克

**做法**

❶ 山药削皮，洗净，切块；银耳泡发，去蒂，撕成小朵。

❷ 莲子洗净泡发；百合用清水洗净泡发；桂圆肉、红枣洗净。

❸ 将除冰糖外的所有材料放入煲中，加清水适量，中火煲45分钟，放入冰糖，以小火煮至冰糖溶化即可。

**养生功效**

　　此汤能补气健脾、养心安神、生津止渴，也能促进皮肤健康，保持肌肤润滑，使肌肤恢复健康自然的气色，并有润肺、助消化等功效。

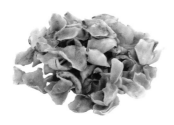

**百合：** 养心安神，润肺止咳

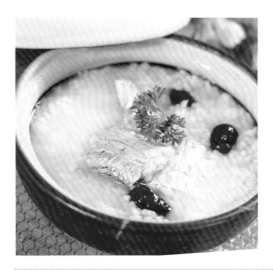

# 红枣带鱼粥

**材料**

陈皮 10 克，红枣 3 颗，糯米、带鱼各 50 克，香油 15 毫升，盐 3 克

**做法**

❶ 糯米洗净，泡水30分钟；带鱼洗净切块，沥干；红枣洗净泡发；陈皮洗净。

❷ 陈皮、红枣、糯米加适量水大火煮开，转用小火煮至成粥。

❸ 入带鱼煮熟，再拌入香油和盐调味即可。

# 莲枣猪肝粥

**材料**

大米 50 克，猪肝 30 克，莲子 20 克，红枣、盐各少许

**做法**

❶ 将莲子用水泡30分钟；猪肝洗净，切成丁炒熟；大米和红枣洗净。

❷ 将大米、红枣、猪肝和莲子放入锅中，加适量水熬成粥。

❸ 加盐调味即可。

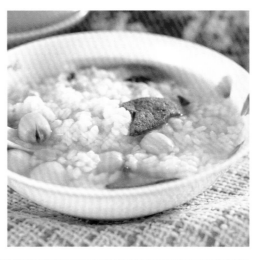

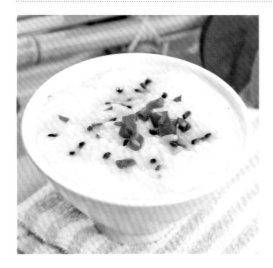

# 决明子粥

**材料**

决明子 15 克，大米 100 克，盐 2 克，葱 8 克

**做法**

❶ 大米洗净泡发；决明子洗净；葱洗净，切花备用。

❷ 锅置火上，倒入清水，放入大米，以大火煮至米粒开花。

❸ 加入决明子煮至粥呈浓稠状，调入盐拌匀，再撒上葱花即可。

# 薏米小米羹

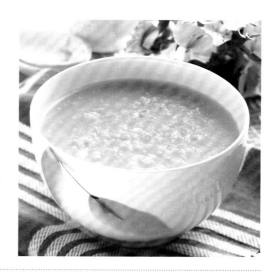

**材料**

薏米 20 克，小米 90 克，干玉米碎粒 40 克，糯米 30 克，白糖少许

**做法**

❶ 将除白糖外的所有材料洗净。

❷ 将洗后的原材料放入电饭煲内，加入适量清水，煲至黏稠时倒出盛入碗内。

❸ 加白糖调味即可。

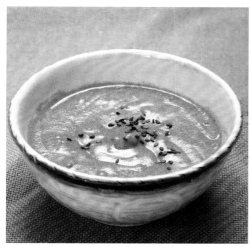

# 黑芝麻山药糊

**材料**

山药 150 克，何首乌 30 克，黑芝麻 250 克，白糖适量

**做法**

❶ 将黑芝麻、山药、何首乌均洗净、沥干、炒熟，再研成粉末，分别装瓶备用。

❷ 再将三种粉末一同盛入碗内，加开水和匀，调成糊状。

❸ 最后加入白糖，调匀即可。

# 浙贝白果粥

**材料**

浙贝 10 克，白果 8 克，莱菔子 15 克，大米 100 克，盐、香油各适量

**做法**

❶ 浙贝、白果、莱菔子、大米洗净，一起装入砂煲内。

❷ 加入清水，大火烧开后改为小火慢煮成粥样，下盐，淋香油，调匀即可。

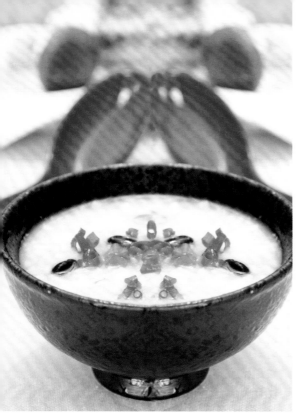

# 山药黑豆粥

## 材料

山药 30 克，薏米 30 克，大米 60 克，黑豆、玉米粒各适量，盐 2 克，葱 8 克

## 做法

① 大米、薏米、黑豆均洗净泡发；山药、玉米粒均洗净，再将山药切成小丁；葱洗净，切花。

② 锅置火上，倒入清水，放入大米、薏米、黑豆、玉米粒，以大火煮至米粒开花。

③ 加入山药丁煮至浓稠状，调入盐拌匀，撒上葱花即可。

## 养生功效

　　山药具有健脾补肺、益胃补肾、聪耳明目、助五脏、强筋骨、长志安神、延年益寿的功效。黑豆具有补脾、利水、解毒的功效。此粥可健脾益胃、消食化积。

# 玉米党参羹

## 材料

党参 5 克，红枣 2 颗，玉米糁 100 克，冰糖 6 克

## 做法

① 红枣去核洗净；党参洗净润透，切小段。

② 锅置火上，注入清水，放入玉米糁煮沸后，下入红枣和党参。

③ 煮至浓稠闻到香味时，放入冰糖调味即可食用。

## 养生功效

　　党参能够有效增强人体的免疫功能，对抗辐射伤害；玉米富含维生素，常食可加速由辐射带来的有毒物质的排泄。本品能益气补虚、健脾和胃，可辅助治疗脾肺虚弱、心悸气短、食少便溏等症。

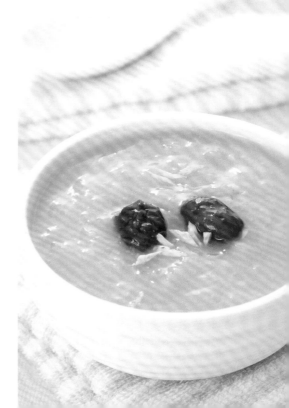

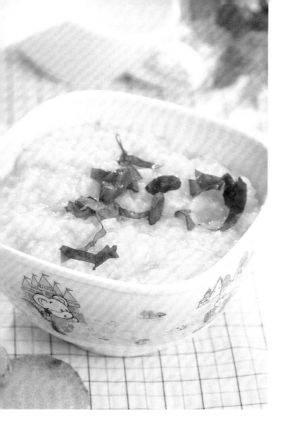

# 泽泻枸杞子粥

**材料**

泽泻、枸杞子各 10 克，大米 80 克，盐 1 克

**做法**

❶ 大米洗净泡发；枸杞子洗净；泽泻洗净，加水煮好，取汁待用。

❷ 锅置火上，加入适量清水，放入大米、枸杞子以大火煮开。

❸ 再倒入熬煮好的泽泻汁，以小火煮至浓稠状，调入盐拌匀即可。

**养生功效**

泽泻主治肾炎水肿、肾盂肾炎、肠炎泄泻、小便不利等症，枸杞子有养肝、滋肾、润肺之功效。此粥有祛湿清热、利水消肿、滋阴明目之功效。

# 羊肉草果豌豆粥

**材料**

草果 15 克，羊肉 100 克，豌豆 20 克，大米 80 克，盐、生姜汁、香菜段各适量

**做法**

❶ 草果、豌豆洗净；羊肉洗净，切片；大米淘净，泡好。

❷ 大米放入锅中，加适量清水，大火煮开，下入羊肉、草果、豌豆，改中火熬煮。

❸ 用小火将粥熬出香味，加盐、生姜汁调味，撒上香菜段即可。

**养生功效**

羊肉既能御风寒，又可补身体，对一般风寒咳嗽、慢性气管炎、体虚怕冷、腰膝酸软、面黄肌瘦、气血两亏等虚证均有治疗和补益效果。此粥可燥湿散寒、温补脾胃、止呕吐。

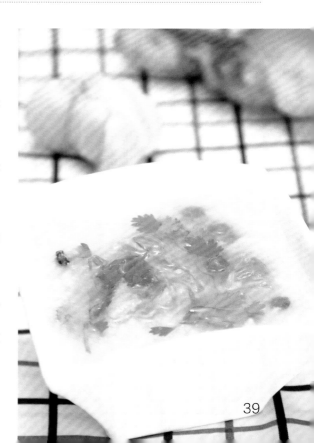

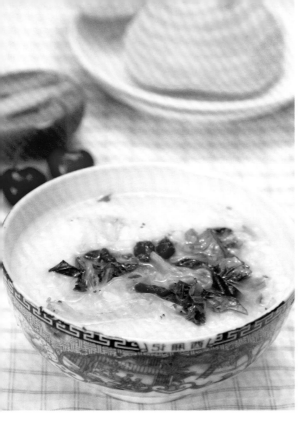

# 银鱼苋菜粥

## 材料

枸杞子 15 克，小银鱼 50 克，苋菜 100 克，稠粥 1 碗，盐、料酒、香油、胡椒粉各适量

## 做法

1. 小银鱼洗净，用料酒腌渍去腥；苋菜洗净切段；枸杞子洗净。
2. 锅置火上，入小银鱼，加适量清水煮熟。
3. 倒入稠粥，放入枸杞子、苋菜稍煮，加盐、香油、胡椒粉调匀便可。

## 养生功效

　　银鱼是极富钙质、高蛋白、低脂肪的鱼类，尤适宜体质虚弱、营养不足、消化不良者，高脂血症患者，脾胃虚弱者，有肺虚咳嗽、虚劳等症患者食用。此粥可除湿健脾、利水消肿、强化骨骼。

# 胡萝卜牛蒡粥

## 材料

牛蒡子 15 克，板蓝根 10 克，大米 80 克，胡萝卜丁 50 克，葱花少许

## 做法

1. 将洗净的牛蒡子和板蓝根放入锅中，加入适量的清水，至盖过材料为止。
2. 大火煮沸后，再用小火煎煮30分钟左右。
3. 加入洗净的大米和胡萝卜丁煮成粥，出锅时撒上葱花，食用时将板蓝根取出勿食。

## 养生功效

　　牛蒡子味辛、苦，微寒，入肺、胃经，有疏风散热、解毒消肿、利咽散结的功效，为治风热解毒常用药，对麻疹透发不畅，咽喉、扁桃体炎症，腮腺炎有良好效果。此粥可清热解表，解毒利咽，可用于发热、汗出、口干喜冷饮、咽喉干燥等症。

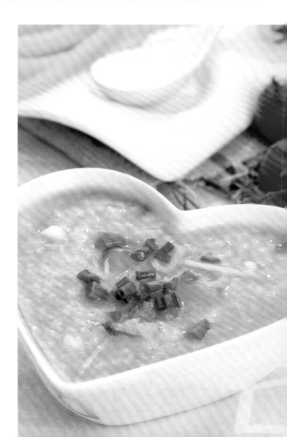

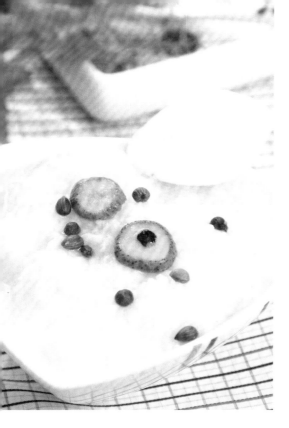

# 山楂郁李仁粥

材料

山楂、郁李仁各 10 克，大米 100 克，盐 2 克

做法

1. 大米洗净泡发；郁李仁洗净；山楂洗净，切成薄片。
2. 锅置火上，倒入清水，放入大米，以大火煮至米粒开花。
3. 加入郁李仁、山楂同煮至浓稠状，调入盐拌匀即可。

养生功效

山楂具有降血脂、降血压、强心、抗心律不齐等作用，同时，山楂也是健脾开胃、消食化滞、活血化淤的良药。郁李仁具有润燥滑肠、下气行滞、利水消肿的功效。此粥可行气宽中，解郁安神，用于食少、易腹胀、胸闷不舒、心情低落、烦躁不眠等症。

# 红枣柏子仁小米粥

材料

红枣 3 颗，柏子仁 5 克，小米 100 克，白糖少许

做法

1. 红枣、柏子仁洗净；小米洗净。将洗净的红枣、小米分别放入碗内，泡发待用。
2. 砂锅洗净，置于火上，将红枣、柏子仁放入砂锅内，加清水煮沸后转小火慢煮。
3. 最后加入小米，共煮成粥，至黏稠时，加入白糖，搅拌均匀即可。

养生功效

柏子仁性平味甘，具有养心安神、润肠通便的功效。红枣营养丰富，富含铁元素和维生素，能补中益气、养血生津，用于治疗食少便溏、气血亏虚等疾病。此品可补血益气、安神助眠。

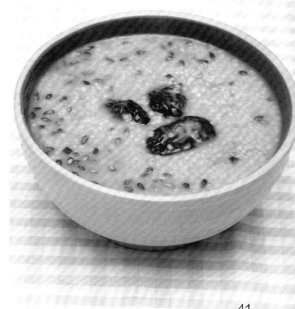

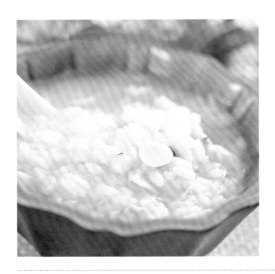

# 川贝杏仁粥

**材料**

川贝、杏仁各10克，百合20克，大米100克，梨1个，蜂蜜适量

**做法**

❶ 将川贝、杏仁、百合洗净，梨洗净后捣烂挤汁，一同放入锅内。

❷ 和洗净的大米一起加水煮粥，粥将熟时，加入蜂蜜，再煮片刻即可。

# 枇杷叶粥

**材料**

枇杷叶5克，大米50克，冰糖适量

**做法**

❶ 将枇杷叶放入清水中洗净，去净枇杷叶上的毛，切段。

❷ 再放入锅中加水300毫升煎煮至100毫升。

❸ 加入大米、冰糖，再加水500毫升，煮成稀粥即可。

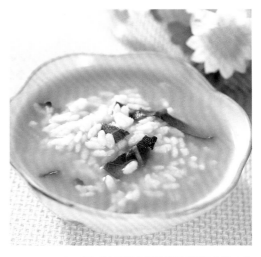

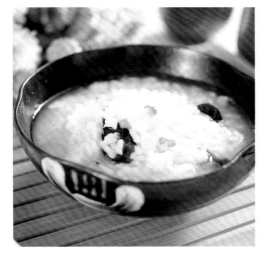

# 川乌生姜粥

**材料**

川乌8克，大米50克，绿豆10克，生姜少许，蜂蜜适量

**做法**

❶ 川乌洗净备用；生姜洗净，切片待用。

❷ 大米、绿豆洗净，加水煮粥，粥快成时加入川乌，改用小火慢煎，待熟后加入生姜片，待冷后加蜂蜜，搅匀即可。

❸ 每日1剂，趁热服用。

# 猪肝笋粥

**材料**

白芍10克，稠粥2碗，猪肝100克，笋尖80克，盐3克，葱花少许

**做法**

❶ 猪肝洗净，入沸水中氽烫，捞出切成薄片；笋尖洗净，切成斜段；白芍洗净。

❷ 稠粥下入锅中，加适量开水煮沸，下入白芍、笋尖，转中火熬煮10分钟。

❸ 入猪肝熬成粥，加盐调味，撒上葱花即可。

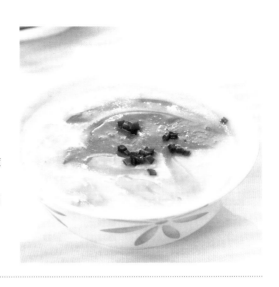

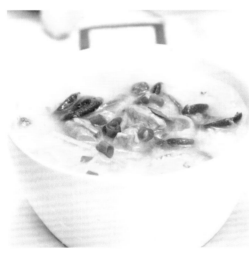

# 当归鹌鹑枸杞子粥

**材料**

当归、枸杞子各15克，鹌鹑肉100克，大米80克，盐、食用油、茶树菇、姜、葱各适量

**做法**

❶ 鹌鹑肉洗净切块；大米、茶树菇、当归、枸杞子洗净；葱切花。姜切丝。油锅烧热，放入鹌鹑肉，加盐炒熟盛出。

❷ 锅置火上，注水，放入大米煮至五成熟，放入当归、枸杞子、鹌鹑肉、茶树菇、姜丝，煮至熟，加盐调味，撒上葱花即可。

# 金银花绿豆粥

**材料**

金银花30克，绿豆50克，大米100克

**做法**

❶ 先将绿豆洗净浸泡2个小时；金银花洗净加水煎汁。

❷ 取金银花汁与淘洗干净的大米、绿豆一同熬煮成粥即可。

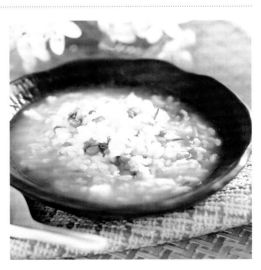

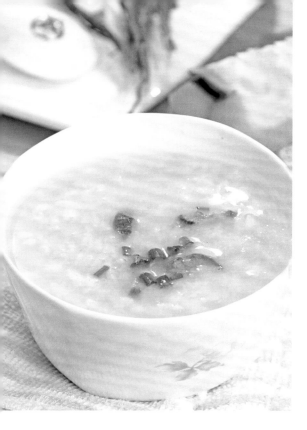

# 丹参山楂粥

## 材料

丹参 20 克，干山楂 20 克，大米 100 克，冰糖 5 克，葱花少许

## 做法

❶ 大米洗净，放入水中浸泡；干山楂用温水泡好后洗净。

❷ 丹参洗净，用棉布袋装好扎紧封口，放入锅中加清水熬汁。

❸ 锅置火上，放入大米煮至七成熟，放入山楂，倒入丹参汁煮至粥将成，放冰糖调匀，撒入葱花便可。

## 养生功效

丹参味苦，性微寒，归心、肝经，有祛淤止痛、活血通经、清心除烦之功效。可用于月经不调、经闭痛经、疮疡肿痛、心烦不眠、肝脾肿大等症。此品可行气疏肝，活血化淤。

# 鸽肉豌豆粥

## 材料

白芍 8 克，豌豆 50 克，鸽肉 150 克，大米 80 克，姜丝、食用油、葱花、盐各适量

## 做法

❶ 豌豆洗净；大米淘净；鸽肉洗净，剁成小块，再下入烧热的油锅中爆炒至颜色发白后，捞出沥油。

❷ 锅中加清水，下入大米，大火煮沸，放入白芍、豌豆、姜丝，以中火熬煮。

❸ 再下入鸽肉，将粥熬煮至浓稠，调入盐调味，撒入葱花即可。

## 养生功效

鸽肉可壮体补肾、提高记忆力、降低血压、养颜美容、延年益寿。豌豆具有益中气、消痈肿、解乳石毒之功效。此品可疏肝除烦、美容养颜、补中益气。

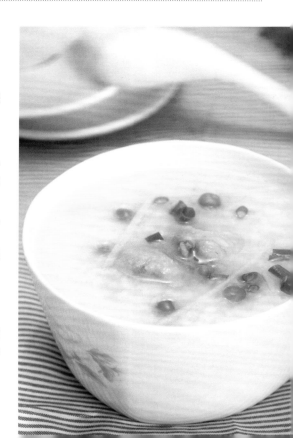

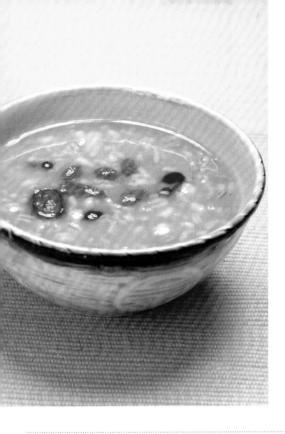

# 美味八宝羹

## 材料

山药200克,红枣3颗,桂圆肉、枸杞子、芡实、百合、红豆、糯米、白糖各适量

## 做法

❶ 山药洗净去皮,切块;桂圆肉、红枣洗净,将枣腹切开;红豆、枸杞子分别洗净、泡发;芡实、百合洗净。

❷ 糯米淘净,浸泡1个小时,倒入锅中,加水适量,待开后,倒入所有材料,转小火煮30分钟,需定时搅拌,直到变黏稠为止。

## 养生功效

山药有滋养强身,助消化,敛虚汗,止泻之功效。红枣营养丰富,富含铁元素和维生素。此品可益气养血、养胃生津、清心安神。

# 鲫鱼薏米粥

## 材料

薏米、红豆各20克,防己10克,鲫鱼、大米各50克,黑豆20克,料酒、盐、香油、胡椒粉、葱花各适量

## 做法

❶ 大米、黑豆、红豆、薏米、防己洗净,浸泡;鲫鱼洗净切小块,用料酒腌渍。

❷ 锅置火上,放入大米、黑豆、红豆、薏米,加适量清水煮至五成熟。

❸ 放入鲫鱼煮至粥将成,加盐、胡椒粉调匀,淋入香油撒上葱花即可。

## 养生功效

鲫鱼富含蛋白质,而且易于被人体吸收,有明显的清热解毒作用。薏米含糖类、维生素等,有清肺热的作用。此品可清热祛湿,利尿通淋。

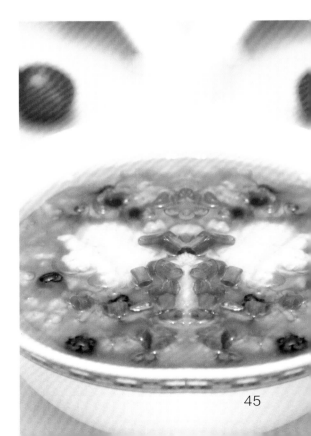

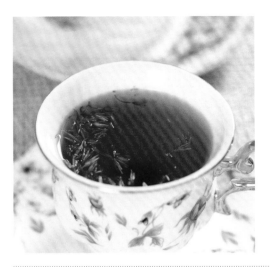

# 红花绿茶饮

**材料**

红花5克，绿茶5克，蜂蜜适量

**做法**

❶ 将红花、绿茶清洗干净。

❷ 注入适量沸水冲泡，盖上盖子。

❸ 泡好后，待稍凉，加入少许蜂蜜调味即可。（可按个人口味决定是否增加蜂蜜）

# 苹果玫瑰奶

**材料**

鲜奶350毫升，苹果350克，白糖140克，干玫瑰花、薄荷各3克，山楂、鲜奶油各适量

**做法**

❶ 山楂、干玫瑰花、薄荷洗净，与水置锅中，小火煮沸，滤取汁液。

❷ 苹果去皮和籽，切丁入锅，煮至沸腾，续煮至苹果颜色变深，盛杯中。

❸ 汁液、鲜奶、鲜奶油和白糖入锅加热，关火后倒杯中，待凉后放冰箱冷藏至凝固。

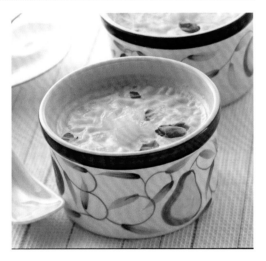

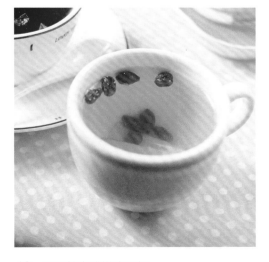

# 玫瑰枸杞子红枣茶

**材料**

无核红枣3颗，黄芪2片，枸杞子5克，干玫瑰花6朵

**做法**

❶ 将所有材料洗净，无核红枣对切；干玫瑰花先用热开水浸泡再冲泡。

❷ 将以上所有材料放入壶中，冲入热开水。

❸ 加盖闷约3分钟，拣出红枣和玫瑰花即可。

# 藿香菊花茶

**材料**

藿香、菊花各 5 克，冰糖适量

**做法**

❶ 藿香、菊花分别清洗干净。

❷ 将洗净的藿香、菊花放入锅中，加入适量清水煎煮5分钟。

❸ 将茶煎好后，放入冰糖搅拌至溶化，即可饮用。

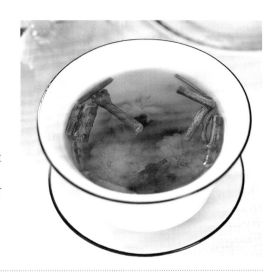

# 罗汉果胖大海茶

**材料**

罗汉果 3 克，胖大海 2 个，冰糖适量

**做法**

❶ 将罗汉果洗净后拍碎，取适量；胖大海洗净备用。

❷ 将罗汉果与胖大海放入锅中，加入适量的清水。

❸ 大火煮开后转小火再煮20分钟，加冰糖调味即可饮用。

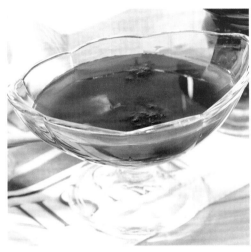

# 蒲公英金银花饮

**材料**

鱼腥草 5 克，蒲公英 10 克，金银花 6 克

**做法**

❶ 将鱼腥草、蒲公英、金银花分别用清水冲洗干净，备用。

❷ 把鱼腥草、蒲公英、金银花放进壶里，用沸水冲泡。

❸ 待凉后分次当茶饮用。

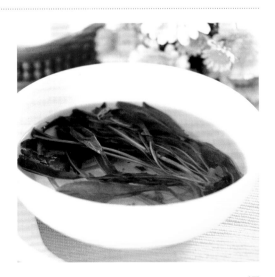

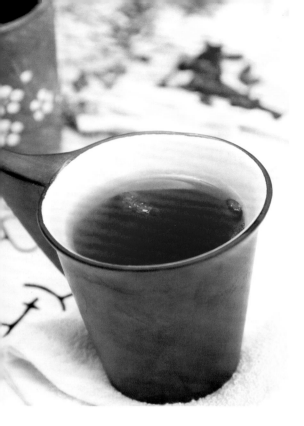

# 枸杞子山药茶

**材料**

枸杞子、山药、女贞子各 10 克，冰糖适量

**做法**

❶ 枸杞子洗净，将山药、女贞子研碎，连同枸杞子一起放入陶瓷器皿中。

❷ 加水用小火煎煮10分钟左右即可关火。

❸ 加入冰糖搅拌，待温后即可饮用。

**养生功效**

　　枸杞子具有增强免疫力、清除自由基、抗疲劳、抗辐射、保肝等作用。山药有健脾益胃、助消化、滋肾益精、益肺止咳之功效。女贞子可用于肝肾阴虚的目暗不明、视力减退、须发早白、腰酸耳鸣及阴虚发热等。此茶具有养肝明目、滋阴补肾、补气健脾的功效。

# 马蹄茅根茶

**材料**

鲜白茅根 100 克，鲜马蹄 100 克，白糖少许

**做法**

❶ 鲜马蹄、鲜白茅根洗净切碎。

❷ 鲜白茅根和鲜马蹄放入沸水中，煮20分钟左右。

❸ 去渣，加白糖饮服。

**养生功效**

　　白茅根具有凉血止血、清热利尿的功效。马蹄中的磷含量是所有茎类蔬菜中含量最高的，磷元素可以促进人体发育，同时可以促进体内的糖、脂肪、蛋白质三大物质的新陈代谢，调节酸碱平衡。此汤具有清热利湿、凉血止血、生津止渴等功效。

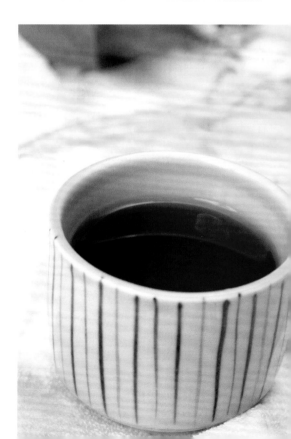

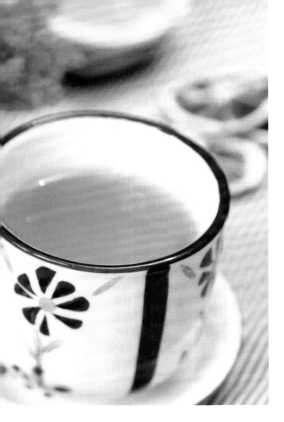

# 决明子柠檬茶

材料

决明子 5 克，柠檬半个，蜂蜜适量

做法

1 将决明子洗净，柠檬洗净切片，一起放入杯中，冲入沸水后加盖冲泡10分钟。

2 去渣，等茶水稍温后，加入适量蜂蜜调味即可饮用。

3 可反复冲泡至茶味渐淡。

养生功效

决明子是一种中草药，具有清肝火、祛风湿、益肾明目等功能。柠檬含大量维生素 C，对美白肌肤很有功效。在医学上，柠檬可治轻度感冒症状，还可强化血管、防止动脉硬化、增强身体抵抗力、美容、减肥等。本品具有疏肝除烦、清肝明目、排毒瘦身的功效。

# 柴胡茶

材料

柴胡 5 克，绿茶 3 克，蜂蜜适量

做法

1 将柴胡和绿茶分别洗净，放入杯中。

2 冲入沸水后加盖冲泡10分钟，等茶水稍温滤渣即可，可按个人口味添加蜂蜜调味。

3 可反复冲泡至茶味渐淡。

养生功效

柴胡味苦，性微寒，归肝、胆经，有和解表里、疏肝、升阳之功效。绿茶含有茶多酚、儿茶素、叶绿素、咖啡因、氨基酸、维生素等多种营养成分，对杀菌、消炎等具有特殊效果。本品具有疏肝除烦、清热解表的功效。

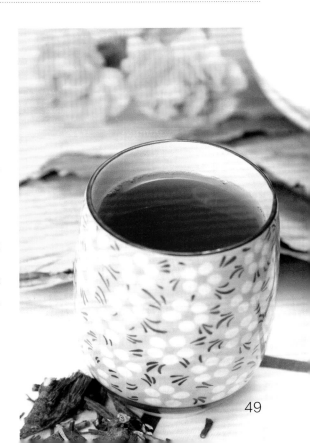

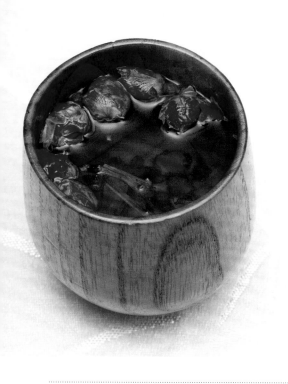

# 玫瑰香附茶

**材料**

干玫瑰花 6 朵，香附 5 克，冰糖适量

**做法**

❶ 干玫瑰花，洗净，沥干。

❷ 香附以清水冲净，加入适量清水，熬煮约5分钟。

❸ 将备好的药汁加热，置入玫瑰花，加入冰糖，搅拌均匀，待冰糖全部溶化后，药汁会变黏稠，搅拌均匀即可。

**养生功效**

玫瑰花有美容养颜、通经活络、软化血管之效。有益于调和肝脾，理气和胃。香附可理气解郁、调经止痛。此品适用于肝气郁结、胸胁胀痛或刺痛、心情郁闷等症。

# 绞股蓝茶

**材料**

绞股蓝 15 克，枸杞子适量，红糖适量

**做法**

❶ 将绞股蓝、枸杞子、红糖放入杯中，冲入沸水后加盖。

❷ 茶水稍温后滤渣即可饮用。

❸ 可反复冲泡至茶味渐淡。

**养生功效**

绞股蓝可降低血脂、调节血压、血糖，促进睡眠，延缓衰老，提高免疫力，调节人体生理功能。本品具有益气养血、养肝明目等功效，适宜有眼睛干涩等症的患者饮用。

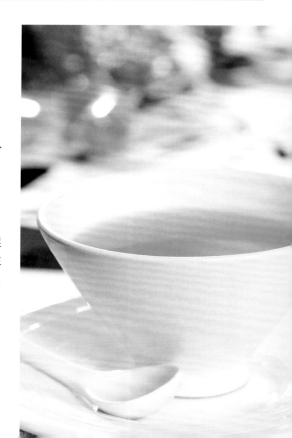

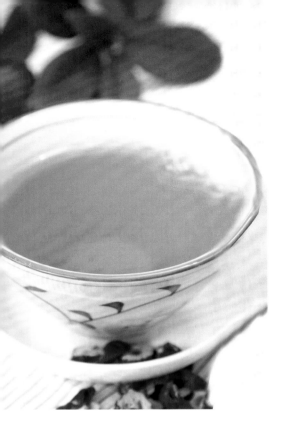

# 麦芽茶

### 材料

炒麦芽 6 克，山楂 5 克

### 做法

❶ 将炒麦芽、山楂洗净，放入杯中，冲入沸水后加盖冲泡10分钟。

❷ 去渣，等茶水稍温后即可饮用。

❸ 可反复冲泡至茶味渐淡。

### 养生功效

炒麦芽偏于行气消食，用于脾运不佳，便溏日久；山楂具有降血脂、调血压、强心、抗心律不齐等作用，同时，山楂也是健脾开胃、消食化滞、活血化淤的良药。本品具有行气健脾、开胃消食的作用，可用于食积胃胀等症。

# 陈皮姜茶

### 材料

陈皮 10 克，甘草、生姜丝、茶叶各 5 克

### 做法

❶ 将陈皮、甘草、茶叶洗净，将陈皮、甘草、生姜丝、茶叶都放入杯中，冲入沸水后加盖冲泡10分钟。

❷ 去渣，等茶水稍温后即可饮用。

❸ 可反复冲泡至茶味渐淡。

### 养生功效

陈皮具有理气降逆、调中开胃、燥湿化痰之功效；生姜有解表散寒、温中止呕、化痰止咳之功效；甘草可以补脾益气，清热解毒，祛痰止咳，缓急止痛。本品具有行气健脾、消食积、疏肝解郁等功效。

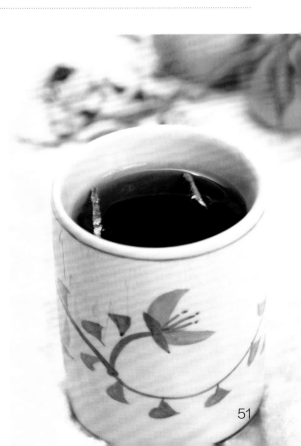

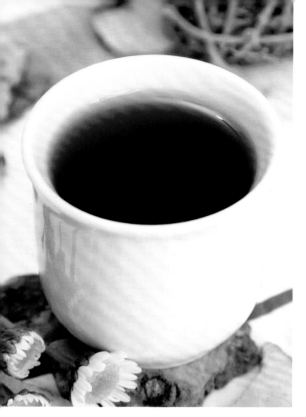

# 乌龙茯苓茶

### 材料

茯苓 4 克，莱菔子 3 克，乌龙茶 5 克，普洱茶 2 克

### 做法

❶ 将茯苓、莱菔子、乌龙茶、普洱茶洗净。
❷ 将洗净的材料入杯中，加300毫升开水冲泡。
❸ 盖住杯盖3分钟滤渣即可饮用。

### 养生功效

　　乌龙茶的药理作用，突出表现在分解脂肪、减肥健美等方面。茯苓味甘、淡，性平，入药具有利水渗湿、益脾和胃、宁心安神之功用。莱菔子可用于治疗饮食停滞、脘腹胀痛、大便秘结、积滞泻痢、痰壅喘咳等。此茶具有健脾化湿、消食化积、排毒瘦身等作用。

# 黄花菜菠菜汁

### 材料

葱白 60 克，蜂蜜 30 毫升，黄花菜、菠菜各 60 克，凉开水 80 毫升，冰块 70 克

### 做法

❶ 黄花菜洗净；葱白、菠菜洗净，切小段。
❷ 黄花菜、菠菜、葱白入榨汁机中榨成汁。
❸ 再将汁倒入搅拌机中加蜂蜜、凉开水、冰块高速搅打30秒即可。

### 养生功效

　　黄花菜味甘，性凉，有止血、消炎、清热、利湿等功效。菠菜可补血止血，利五脏，通肠胃，调中气，活血脉，止渴润肠，敛阴润燥，滋阴平肝，助消化。本品具有行气解郁、养心安神等功效，适合终日郁郁寡欢、心神不宁者饮用。

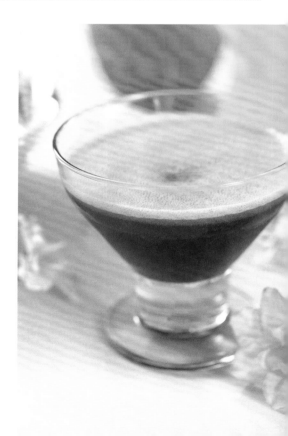

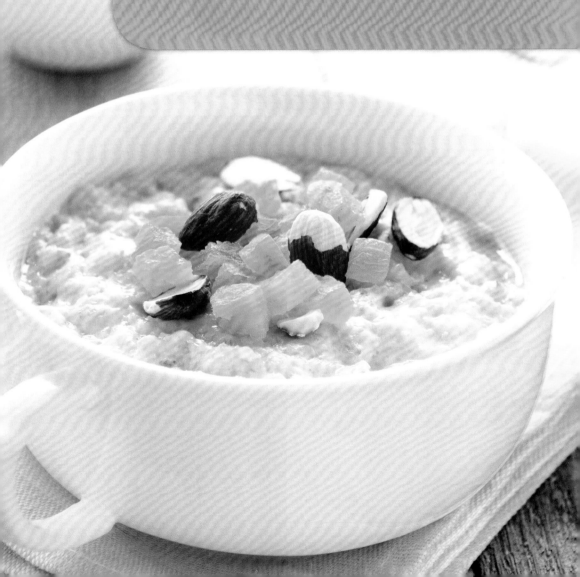

# PART 2

## 夏季养生篇

　　夏天三个月为"蕃秀"。"蕃秀"就是指万物繁荣秀丽，也就是说阳气更加旺盛了。天地之气开始上下交合，树木万物开花结果。夏天是炎热的，赤日炎炎似火烧。这个季节里人容易浮躁，容易发生肠胃疾病，需要做好防治工作。

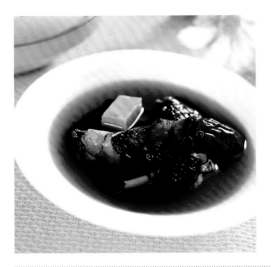

# 生地乌鸡汤

## 材料

生地 5 克，红枣 5 颗，乌鸡半只，午餐肉 30 克，骨头汤、生姜末、盐、料酒各适量

## 做法

❶ 将生地浸泡5个小时，取出切成薄片；红枣洗净，泡发；午餐肉切方块。

❷ 乌鸡处理干净，切成块，入开水汆烫。

❸ 将骨头汤倒入净锅中，放入生地、红枣、乌鸡、午餐肉，烧开后加生姜末、盐、料酒调味即可。

# 苦瓜炖蛤蜊

## 材料

北沙参 10 克，苦瓜 200 克，蛤蜊 250 克，蒜、生姜各 10 克，盐 3 克

## 做法

❶ 苦瓜洗净，剖开去籽，切成长条；生姜、蒜洗净切片；北沙参洗净。

❷ 锅中加水烧开，下入蛤蜊煮至开壳后，捞出，冲水洗净。

❸ 蛤蜊、苦瓜、北沙参入锅，加水，大火炖30分钟，加入生姜、蒜、盐调味即可。

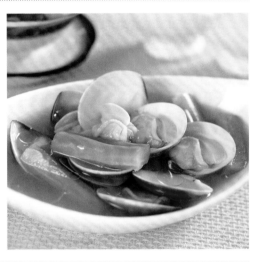

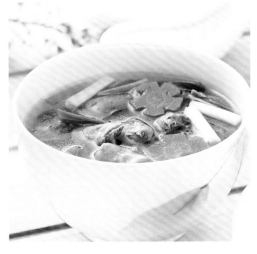

# 远志石菖蒲鸡心汤

## 材料

远志、石菖蒲各 15 克，鸡心 300 克，胡萝卜50 克，葱 10 克，盐少许

## 做法

❶ 将石菖蒲、远志放入棉布袋内，扎紧。

❷ 鸡心洗净，用沸水汆烫，将血块挤出；胡萝卜洗净去皮，切花片；葱洗净，切段。

❸ 棉布袋、胡萝卜入锅中煮汤，待沸，下鸡心入锅熬煮，再下葱段、盐调味即成。

# 莲子茯神猪心汤

**材料**

茯神 25 克，猪心 1 个，莲子 100 克，葱段少许，盐适量

**做法**

❶ 猪心入开水中氽烫去血水，捞出，再放入清水中清洗干净。

❷ 莲子、茯神洗净后入锅，加适量水熬汤，以大火煮开后转小火煮30分钟。

❸ 猪心切片，放入锅中，煮至熟，加葱段、盐调味即可。

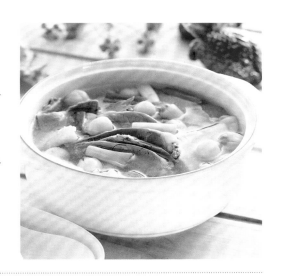

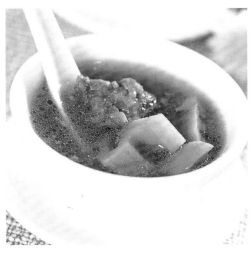

# 莲藕菱角排骨汤

**材料**

排骨 200 克，菱角 100 克，莲藕 100 克，白醋 10 毫升，盐适量

**做法**

❶ 排骨斩件，氽烫，捞起洗净；莲藕洗净，削皮，切块。

❷ 菱角氽烫，捞起，剥净外表皮膜。

❸ 将排骨、莲藕、菱角放入锅内，加水盖过材料，加入白醋，以大火煮开，转小火炖40分钟，加盐调味即可。

# 太子参鸡肉盅

**材料**

太子参 30 克，红枣 6 颗，枸杞子 15 克，鸡胸肉 200 克，山药、胡萝卜各 50 克，盐少许

**做法**

❶ 太子参、红枣洗净入棉布袋，和水一起煮沸，小火煮40分钟，取汤汁；枸杞子洗净。

❷ 鸡胸肉、胡萝卜、山药洗净剁泥，加盐拌匀，捏球状，入小盅内，倒汤汁至七分满并放入枸杞子，大火蒸约15分钟即可。

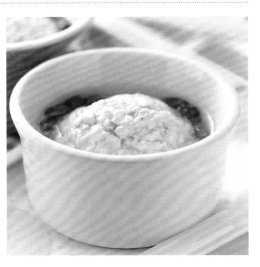

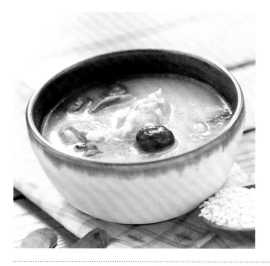

# 人参糯米鸡汤

**材料**

人参 8 克，红枣 5 颗，糯米 20 克，鸡腿 1 只，盐适量

**做法**

① 糯米淘洗干净，用清水泡1个小时，沥干；人参洗净，切片；红枣洗净。

② 鸡腿剁块，洗净，汆烫后捞起，再冲净。

③ 将糯米、鸡腿块和人参片、红枣盛入炖锅，加水适量，以大火煮开后转小火炖至肉熟米烂，加盐调味即可。

# 麦枣桂圆汤

**材料**

浮小麦 25 克，红枣 7 颗，桂圆肉 10 克，冰糖适量

**做法**

① 将红枣用温水稍浸泡，去核；浮小麦、桂圆肉洗净。

② 将浮小麦、红枣、桂圆肉同入锅中，加水煮熟后，加入冰糖至溶化即可。

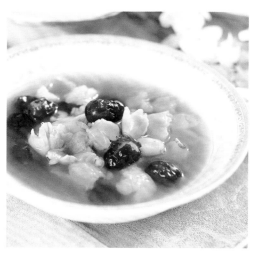

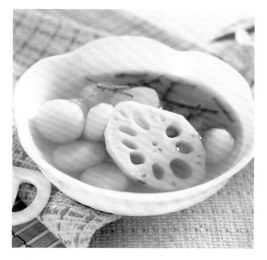

# 马蹄莲藕茅根汤

**材料**

白茅根 10 克，马蹄 200 克，莲藕 100 克，盐少许

**做法**

① 将马蹄、莲藕洗净，去皮，莲藕切块；白茅根洗净，切碎备用。

② 锅内加适量水，放入马蹄、莲藕块、白茅根，大火烧沸。

③ 改用小火煮20分钟，加盐调味即可。

# 冬瓜薏米鸭

材料

薏米 20 克，枸杞子 10 克，鸭肉 300 克，冬瓜 200 克，食用油、盐、蒜、高汤各适量

做法

① 将鸭肉、冬瓜洗净，切块；蒜洗净；薏米、枸杞子洗净、泡发。

② 锅入食用油烧热，加入蒜和鸭肉一起翻炒，加盐和高汤，翻炒至匀。

③ 煮开后入薏米、枸杞子，大火煮1个小时，入冬瓜煮开，转入小火续煮至熟后食用。

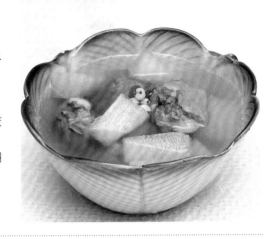

# 苦瓜甘蔗鸡骨汤

材料

黄芩 10 克，枇杷叶 8 克，鸡胸骨 1 副，甘蔗 200 克，白苦瓜 200 克，盐适量

做法

① 鸡胸骨入沸水中汆烫，捞起冲净，再置净锅中，加适量水。

② 黄芩、枇杷叶洗净；甘蔗洗净去皮，切段；白苦瓜洗净对切，去籽，切块。

③ 甘蔗入锅小火煮1个小时，入黄芩、枇杷叶、白苦瓜，再煮30分钟，加盐调味。

# 蒜肚汤

材料

芡实、山药各 50 克，猪肚 200 克，蒜、生姜、盐各适量

做法

① 将猪肚去脂膜，洗净，切块。

② 芡实洗净，备用；山药去皮，洗净切片；蒜去皮洗净；生姜洗净，去皮切片。

③ 将所有材料放入锅内，加水煮2个小时，至蒜被煮烂、猪肚熟即可。

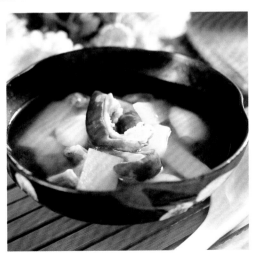

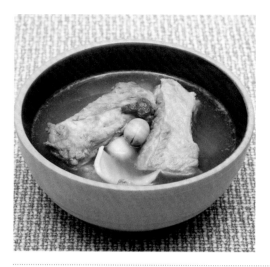

# 莲子百合排骨汤

材料

莲子、百合各 20 克，枸杞子 5 克，排骨 200 克，米酒、盐各适量

做法

❶ 将排骨洗净，斩块，放入沸水中汆去血水，捞出；枸杞子泡发，洗净备用。

❷ 将莲子和百合分别洗净，莲子去莲心，百合掰成瓣，备用。

❸ 莲子、百合、排骨入锅，炖煮至熟时放入米酒，起锅前放入枸杞子及盐即可。

# 桂圆莲子羹

材料

桂圆肉 20 克，枸杞子 10 克，莲子 50 克，白糖 10 克

做法

❶ 将莲子洗净，泡发；枸杞子、桂圆肉均洗净备用。

❷ 锅置火上，注入清水后，放入莲子煮沸后，下入枸杞子、桂圆肉。

❸ 煮熟后放入白糖调味，即可食用。

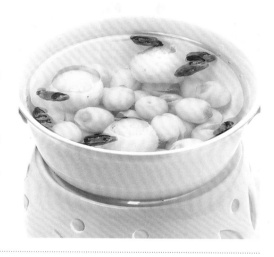

# 沙葛薏米猪骨汤

材料

薏米、沙葛、枸杞子、高汤、食用油各适量，猪排骨 300 克，盐 3 克，葱花 3 克

做法

❶ 猪排骨洗净切块、汆水；薏米浸泡洗净；沙葛洗净去皮，切滚刀块；枸杞子洗净。

❷ 炒锅上火倒入食用油，放葱花爆香，倒入高汤，调入盐。

❸ 下入猪排骨、薏米、沙葛、枸杞子煲至熟即可。

# 葛根猪瘦肉汤

**材料**

葛根 40 克，猪瘦肉 250 克，盐、葱段、胡椒粉、香油各适量

**做法**

❶ 将猪瘦肉洗净，切成四方小块；葛根洗净，切片，备用。

❷ 锅中加水烧开，下入猪瘦肉块汆去血水。

❸ 猪瘦肉入砂锅，煮熟后入葛根、盐、葱段等，稍煮片刻后，淋上香油，撒上胡椒粉即可。

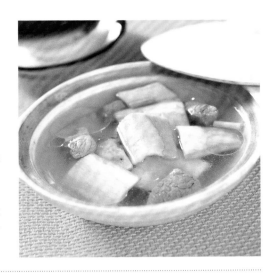

# 茵陈甘草蛤蜊汤

**材料**

茵陈 15 克，甘草 3 克，红枣 5 颗，蛤蜊 300克，盐适量

**做法**

❶ 蛤蜊冲洗干净，以淡盐水浸泡使其吐尽沙备用。

❷ 茵陈、甘草、红枣洗净，放入锅中加1200毫升水，熬至约剩1000毫升，去渣留汁。

❸ 蛤蜊入汤汁中煮至开口，加盐调味即成。

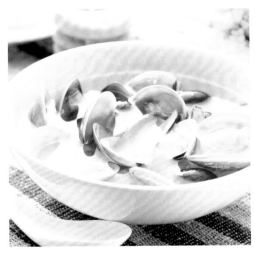

# 灵芝猪心汤

**材料**

灵芝 20 克，猪心 1 个，姜片适量，盐、香油各少许

**做法**

❶ 将猪心剖开，洗净，切片；灵芝去柄，洗净切碎，同放于大瓷碗中。

❷ 加入姜片、盐和清水300毫升。

❸ 将瓷碗放入锅内盖好，隔水蒸至熟烂，下盐调味，淋入香油即可。

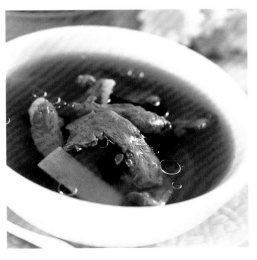

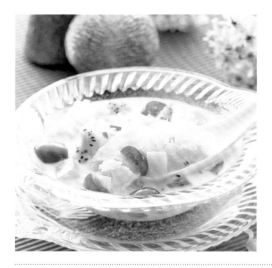

# 牛奶银耳水果汤

### 材料

银耳 30 克，猕猴桃 100 克，圣女果 20 克，牛奶 300 毫升

### 做法

① 银耳用清水泡软，去蒂，切成小朵。
② 银耳加入牛奶中，以中小火边煮边搅拌，煮至银耳熟软，熄火待凉装碗。
③ 圣女果洗净，对切成两半；猕猴桃削皮切丁，一起加入碗中即可。

# 黄绿汤

### 材料

绿豆 100 克，南瓜 350 克，冰糖适量

### 做法

① 将南瓜去皮、籽，洗净切丁；绿豆淘洗净，浸泡备用。
② 取净锅上火倒入适量清水，下入南瓜、绿豆烧开。
③ 调入冰糖煲至熟即可。

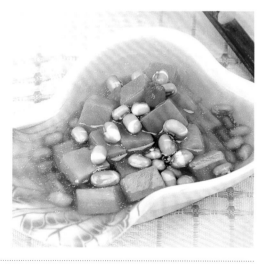

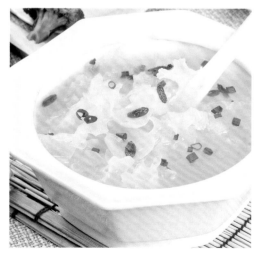

# 雪梨银耳百合汤

### 材料

百合 30 克，雪梨 1 个，银耳 40 克，枸杞子 10 克，葱花、蜂蜜各适量

### 做法

① 将雪梨清洗干净，去核；百合、银耳洗净泡发备用。
② 往锅内加入适量水，将雪梨、百合、银耳、枸杞子放入锅中煮至熟透。
③ 放入葱花、蜂蜜拌匀即可。

# 银耳枸杞子羹

**材料**

枸杞子 20 克，银耳 300 克，白糖 5 克

**做法**

1. 将银耳用温水泡发后，清洗干净；枸杞子洗净泡发备用。
2. 将泡软的银耳切成小朵。
3. 锅中加水烧开，下入银耳、枸杞子煮开，调入白糖即可。

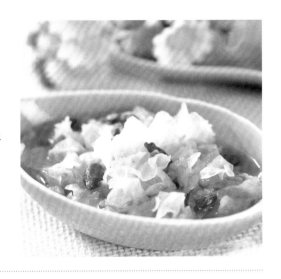

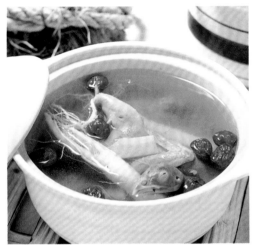

# 鲜人参乳鸽汤

**材料**

鲜人参 9 克，乳鸽 1 只，红枣 8 颗，生姜 5 克，盐 3 克

**做法**

1. 乳鸽处理干净；鲜人参、红枣洗净；生姜洗净，切片。
2. 锅上火加水煮沸，入乳鸽、红枣、鲜人参、生姜片，煲2个小时至熟，加盐调味即可。

# 黄芪山药鲫鱼汤

**材料**

黄芪 15 克，山药 20 克，鲫鱼 1 条，生姜、葱、盐各适量，米酒 10 毫升

**做法**

1. 鲫鱼处理干净，然后在鱼的两面各划一刀备用；生姜洗净，切片；葱洗净，切丝。
2. 黄芪、山药洗净，入锅煮沸，小火煮15分钟转中火，入生姜片、盐和鲫鱼煮8分钟。
3. 待鲫鱼熟后加盐、米酒，并撒上葱丝即可。

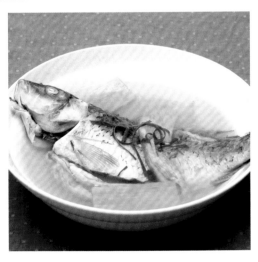

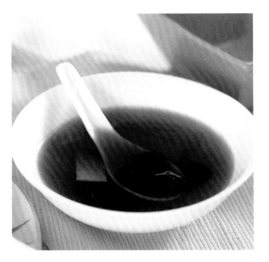

# 乌梅生姜汤

材料

生姜 20 克，乌梅 30 克，白糖适量

做法

① 将乌梅洗净；生姜洗净，切片，备用。

② 砂锅内加适量水，放入乌梅、生姜片，大火烧沸，再改用小火煮20分钟。

③ 最后加入白糖调味即成。

# 粉葛银鱼汤

材料

粉葛 200 克，银鱼 100 克，黑枣 7 颗，盐、食用油各适量，生姜 4 片

做法

① 将粉葛去皮，切大块；黑枣洗净，去核。

② 银鱼洗净，沥水；起油锅，爆香生姜，下银鱼煎至表面微黄，取出。

③ 把粉葛、银鱼、生姜、黑枣一齐放入锅内，加适量清水，大火煮沸后，小火煲2个小时，汤成后加盐调味即可。

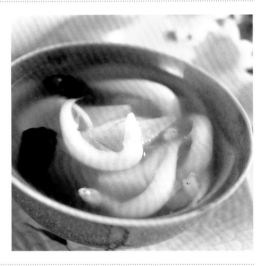

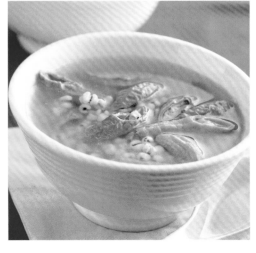

# 薏米猪肠汤

材料

薏米 20 克，猪小肠 120 克，米酒 5 毫升

做法

① 薏米洗净，用热水泡1个小时；猪小肠放入开水中汆烫至熟，切小段。

② 将猪小肠、薏米放入锅中加适量水煮沸，转中火续煮30分钟。

③ 食用时倒入米酒即成。

# 茯苓家常面

**材料**

茯苓 10 克，家常面、牛蒡各 90 克，小白菜、猪里脊肉各 60 克，栀子、盐各适量

**做法**

① 牛蒡洗净去皮切段；小白菜洗净，切段；猪里脊肉切片；茯苓、栀子洗净；

② 牛蒡、小白菜、猪里脊、水、茯苓、栀子入锅煮沸，转小火续煮30分钟，取汁。

③ 加小白菜和猪里脊肉片煮熟，家常面入开水中煮熟，取出置碗内，入盐和以上汤汁。

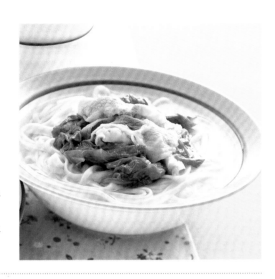

# 沙参豆腐冬瓜汤

**材料**

北沙参 10 克，葛根 10 克，豆腐 250 克，冬瓜 200 克，盐适量

**做法**

① 豆腐洗净，切小块；冬瓜洗净去皮后，切薄片；将北沙参、葛根洗净装入棉布袋。

② 锅中加水，放入豆腐、冬瓜、棉布袋大火煮沸，转小火煮20分钟。

③ 关火后，捞出棉布袋，加少量盐调味即可食用。

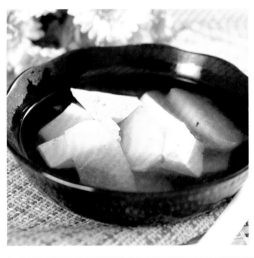

# 芡实莲子薏米汤

**材料**

芡实、薏米、莲子各 50 克，茯苓、山药各 30 克，猪小肠 200 克，盐适量，米酒 30 毫升

**做法**

① 猪小肠洗净，入沸水余烫，捞出，剪段。

② 将芡实、薏米、莲子、茯苓、山药洗净，与备好的猪小肠一起放入锅中，加水至盖过所有材料。

③ 用大火煮沸，再用小火炖煮约30分钟，快熟时加入盐调味，淋上米酒即可。

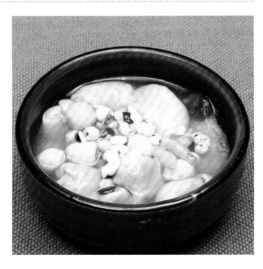

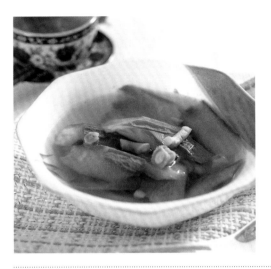

# 板蓝根丝瓜汤

## 材料
板蓝根 20 克，丝瓜 250 克，盐适量

## 做法
1. 将板蓝根洗干净；丝瓜洗净，连皮切片，备用。
2. 砂锅内加水适量，放入板蓝根、丝瓜片。
3. 大火烧沸，再改用小火煮15分钟至熟，加入盐调味即可。

# 金钱草煲蛙

## 材料
金钱草 30 克，牛蛙 2 只，盐 5 克

## 做法
1. 金钱草洗净，投入砂锅，加入适量清水，用小火约煲30分钟后，倒出药汁备用。
2. 牛蛙宰洗干净，去皮斩块，投入砂锅内。
3. 加入盐与药汁，一同煲至熟烂即可。

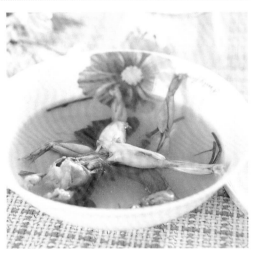

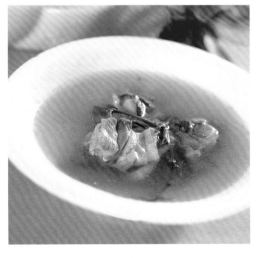

# 鸡肉炖萹蓄

## 材料
萹蓄 20 克，车前子 20 克，海金沙 8 克，红枣 5 颗，鸡肉 200 克，盐适量

## 做法
1. 鸡肉洗净，氽去血水，切块。
2. 用棉布袋包好萹蓄、车前子、海金沙；红枣洗净。
3. 将除盐外的所有材料放入开水锅内，大火煮沸，改小火煲2个小时，去除棉布袋，加盐调味即可。

# 山药茯苓煲猪瘦肉

**材料**

山药 30 克，土茯苓 20 克，猪瘦肉 450 克，盐 4 克

**做法**

❶ 将山药、土茯苓洗净，沥干水；山药切块；土茯苓切片，备用。

❷ 将猪瘦肉氽烫去血水，再切成小块备用。

❸ 锅内加适量清水，放入山药、土茯苓、猪瘦肉，待大火煮开后改用小火煲1个小时，煲出药材的药性，加盐调味即可。

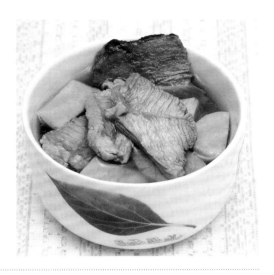

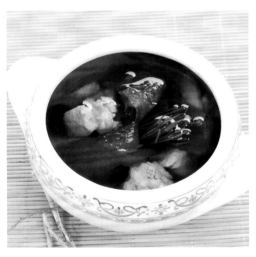

# 生地木棉肉汤

**材料**

猪瘦肉 300 克，生地 10 克，木棉花 12 克，盐 4 克

**做法**

❶ 猪瘦肉洗净，切块，氽水；生地洗净，切片；木棉花洗净。

❷ 锅置火上，加水烧沸，放入猪瘦肉、生地慢炖1个小时。

❸ 放入木棉花再炖30分钟，入盐调味即可。

# 苦瓜菊花猪瘦肉汤

**材料**

猪瘦肉 400 克，苦瓜 200 克，菊花 20 克，盐 4 克

**做法**

❶ 猪瘦肉洗净，切块，氽水；苦瓜洗净，去籽去瓤，切块；菊花洗净，用水浸泡。

❷ 将猪瘦肉放入沸水中氽一下，捞出洗净。

❸ 锅入水烧沸，放入猪瘦肉、苦瓜、菊花慢炖1个小时，加盐调味即可。

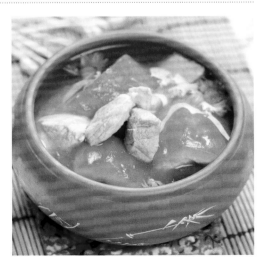

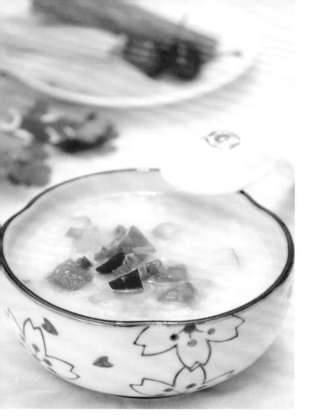

# 西瓜玉米粥

## 材料

百合、西瓜、玉米粒、苹果各 20 克，牛奶 100 毫升，糯米 100 克，白糖、葱花各适量

## 做法

1. 糯米洗净，用清水浸泡30分钟；西瓜切开取果肉；苹果洗净切小块；玉米粒、百合洗净。
2. 锅置火上，入糯米，注入水煮至八成熟。
3. 放入西瓜、苹果、玉米粒、百合煮至粥将成，倒入牛奶稍煮，加白糖调匀，撒上葱花即可。

## 养生功效

中医称西瓜为"天生白虎汤"，西瓜有很好的生津止渴、清热解暑的作用，特别适合夏季食用。此粥具有补心润肺、生津止渴、排毒养颜的作用。

# 柏子仁大米羹

## 材料

柏子仁 30 克，大米 100 克，盐、枸杞子、青菜叶丝各适量

## 做法

1. 大米洗净泡发；柏子仁、枸杞子洗净。
2. 锅置火上，倒入清水，放入大米，以大火煮至米粒开花。
3. 加入柏子仁，以小火煮至呈浓稠状，调入盐、枸杞子、青菜叶丝拌匀即可。

## 养生功效

柏子仁性平味甘，有养心安神、润肠通便的功效，可治惊悸、盗汗、便秘等症。大米味甘，性平，具有补中益气、健脾养胃、益精强志、和五脏、通血脉、除烦、止渴、止泻的功效，被誉为"五谷之首"。本品能养心安神、润肠通便，对惊悸、失眠、便秘有食疗作用。

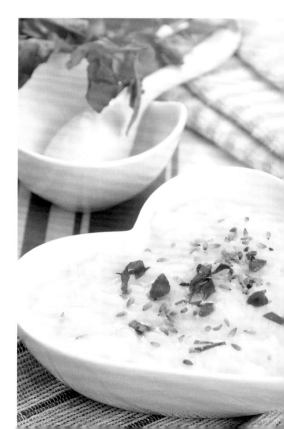

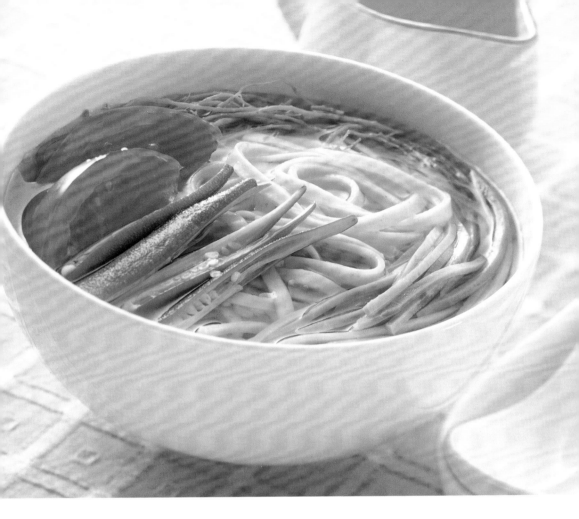

# 五味子西红柿面

## 材料

人参须 10 克，麦冬 15 克，五味子 5 克，面条 90 克，西红柿 150 克，秋葵 100 克，低脂火腿肉 60 克，高汤 800 毫升，盐、香油各适量

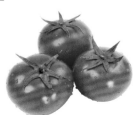

**西红柿：** 健胃消食，生津止渴

## 做法

❶ 将麦冬、五味子洗净放入棉布袋与高汤置入锅中煮沸，续煮10分钟，滤取药汁。

❷ 西红柿去蒂洗净，切块；秋葵去蒂洗净切粗条；低脂火腿肉切丝；人参须洗净；面条入开水中煮熟，捞出，加盐、香油调味。

❸ 药汁放入锅中加热，加人参须、低脂火腿肉丝、西红柿块、秋葵条煮熟后，加面条拌匀即可。

## 养生功效

五味子分为南、北二种，能滋补强身，药用价值极高，有强身健体之效。此品可益气生津、敛汗固精、滋阴润肺。

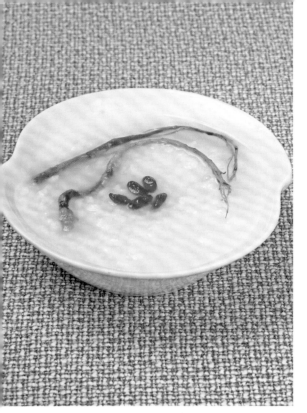

# 麦冬大米羹

## 材料

西洋参 5 克，麦冬 10 克，石斛 20 克，枸杞子 5 克，大米 70 克，冰糖 50 克

## 做法

① 西洋参洗净；麦冬、石斛均洗净，入棉布袋包起；枸杞子洗净泡软。

② 大米洗净，倒入适量水，与枸杞子、西洋参、棉布袋一起放入锅中，以大火煮沸后，转入小火续煮直到黏稠。

③ 捞起棉布袋，加入冰糖调味即可。

## 养生功效

麦冬可养阴生津，润肺止咳，用于肺胃阴虚之津少口渴、干咳咯血，心阴不足之心悸易惊及热病后期热伤津液等症。石斛可用于阴伤津亏，口干烦渴，食少干呕，病后虚热，目暗不明。此品可养阴生津、润肺清心。

# 酸枣仁大米羹

## 材料

酸枣仁 15 克，大米 100 克，白糖适量

## 做法

① 将酸枣仁、大米分别洗净。

② 锅中倒入大米，加水煮至将熟，加入酸枣仁末，搅拌均匀，再煮片刻。

③ 起锅前，加入白糖调好味即可。

## 养生功效

酸枣仁味甘、酸，性平，能养心、安神、敛汗。大米，是粳稻的种仁，其味甘淡，性平和，每日食用，是滋补之物，适宜呕吐、泻痢或温热病所致的脾胃阴伤、胃气不足、口干渴患者食用。本品具有养心安神、助眠定志、健脾消食等功效。

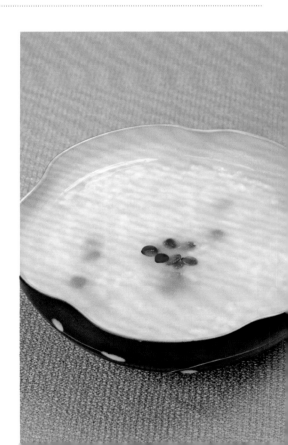

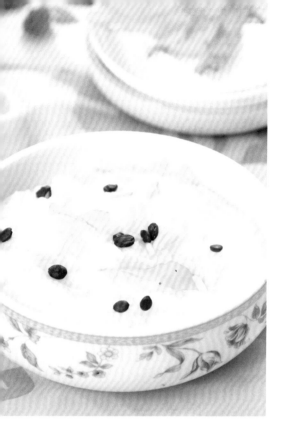

# 酸枣仁玉竹糯米粥

### 材料
酸枣仁、玉竹各 10 克，芡实 30 克，糯米 100 克，盐 2 克

### 做法
1. 糯米洗净，浸泡 30 分钟后，捞出沥干水分备用；酸枣仁、玉竹、芡实均洗净。
2. 锅置火上，倒入清水，放入糯米、芡实，以大火煮开。
3. 加入酸枣仁、玉竹同煮片刻，再以小火煮至呈浓稠状，调入盐拌匀即可。

### 养生功效
　　玉竹有养阴、润燥、除烦、止渴之功效，可治热病阴伤，咳嗽烦渴，虚劳发热，消谷易饥，小便频数。中医认为芡实性平，味甘、涩，入脾、肾经，有益肾固精、补脾止泻、祛湿止带的功效。此品可敛汗固精、清心降火、生津益胃。

# 梅肉山楂青菜粥

### 材料
乌梅、山楂各 20 克，青菜 10 克，大米 100 克，冰糖 5 克

### 做法
1. 大米洗净，清水浸泡；山楂洗净；青菜洗净后切丝；乌梅洗净。
2. 锅置火上，入水，放入大米煮至七成熟。
3. 放入山楂、乌梅煮至粥将成，放入冰糖、青菜稍煮后调匀便可。

### 养生功效
　　乌梅中含多种有机酸，有改善肝脏功能的作用，故肝病患者宜食之。乌梅中的梅酸可软化血管，延缓血管硬化，有防老抗衰作用。此粥具有生津止渴、敛汗固表、健脾养胃的功效。

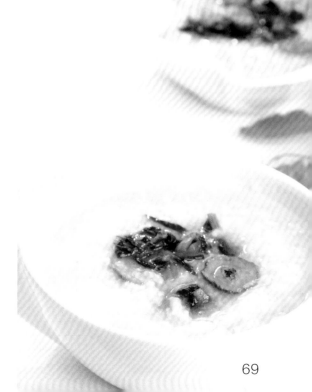

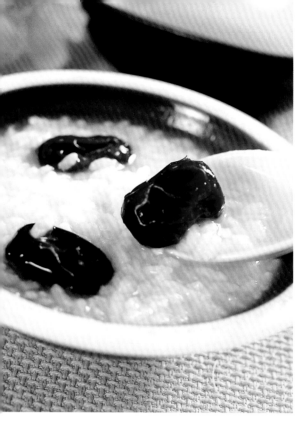

# 茯苓粥

**材料**

茯苓 10 克，红枣 3 颗，大米 50 克

**做法**

1 茯苓打成粉；大米洗净，加水熬煮成粥。

2 红枣洗净，另入锅，加水小火煮烂。

3 将煮好的红枣汤加入到煮好的粥内，加入茯苓粉，煮沸即成。

**养生功效**

　　茯苓具有利水渗湿、健脾安神的作用，适用于慢性肝炎、脾胃虚弱、腹泻、烦躁失眠等症。此外，本品能健脾补中、利水渗湿、安神养心，适用于慢性肝炎、脾胃虚弱、腹泻、烦躁失眠等症。

# 石斛清热甜粥

**材料**

麦冬 10 克，石斛 15 克，西洋参 5 克，枸杞子 5 克，大米 70 克，冰糖 50 克

**做法**

1 西洋参洗净，磨成粉末状；麦冬、石斛分别洗净，放入棉布袋中包起；枸杞子洗净后用水泡软备用。

2 大米洗净，和水、枸杞子、棉布袋一起放入锅中，熬成粥，加入西洋参粉、冰糖。

3 煮至冰糖溶化即可。

**养生功效**

　　石斛具有益胃生津、滋阴清热之功效；用于阴伤津亏、口干烦渴等症。麦冬可养阴生津，润肺清心。本品可滋阴补虚、益气生津。

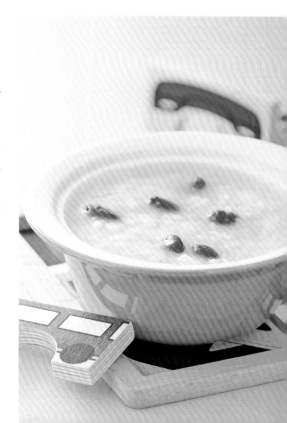

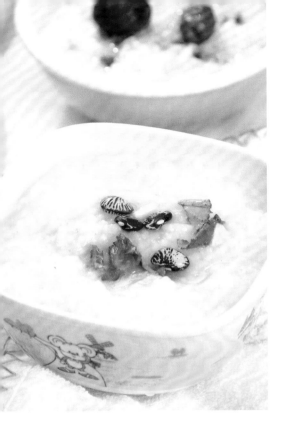

# 山药荷叶粥

## 材料

山药、荷叶、红豆各 10 克，大米 100 克，盐 3 克

## 做法

1. 大米洗净泡发；荷叶洗净，切小片；山药去皮洗净，切小块；红豆洗净，备用。
2. 锅置火上，注水后，放入大米，用大火煮至米粒开花。
3. 放入山药、荷叶、红豆，改用小火煮至粥浓稠时，加入盐调味即可。

## 养生功效

　　山药可补脾养胃、生津益肺、补肾涩精，用于脾虚食少，久泻不止。荷叶味苦、辛、微涩，性寒凉，具有消暑利湿、健脾升阳、散淤止血的功效。本品能消暑健脾、凉血消疹，对小儿痱子、中暑、小儿急性腹泻等有食疗作用。

# 双瓜萝卜粥

## 材料

知母 8 克，黄瓜、苦瓜、胡萝卜各适量，大米 100 克，冰糖 8 克

## 做法

1. 大米洗净，泡发；黄瓜、苦瓜洗净，切小块；胡萝卜洗净，切丁；知母洗净。
2. 锅置火上，注入清水后，放入大米煮至米粒绽开。
3. 放入黄瓜、苦瓜、胡萝卜、知母小火煮至粥成，再下入冰糖，煮至溶化即可食用。

## 养生功效

　　黄瓜平和除湿，可收敛和消除皮肤皱纹，对皮肤较黑者效果尤佳，具有除热、利尿、解毒的功效。苦瓜可强化毛细血管，促进血液循环。此品可清热祛暑、泻火解毒、止渴利尿。

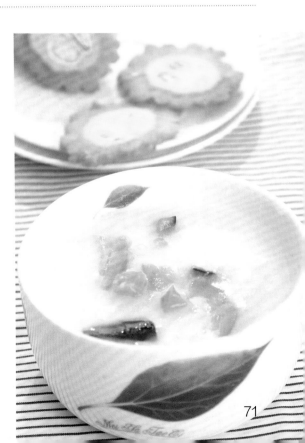

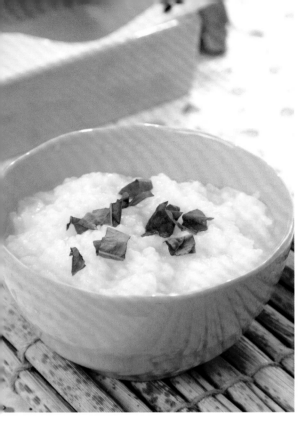

# 藿香粥

**材料**

藿香叶 10 克，大米 100 克，盐 2 克

**做法**

❶ 大米洗净，再置于清水中浸泡30分钟后捞出沥干水分备用；藿香叶洗净，切碎。

❷ 锅置火上，倒入清水，放入大米，以大火煮开。

❸ 再以小火煮至呈浓稠状，加藿香叶同煮片刻，调入盐拌匀即可。

**养生功效**

　　藿香具有芳香化浊、和中止呕、发表解暑的功效。用于湿浊中阻，脘痞呕吐，暑湿表证，湿温初起，发热倦怠，胸闷不舒，寒湿闭暑，腹痛吐泻，鼻渊头痛。此粥具有开胃止呕、发表解暑、健脾化湿的功效。

# 薄荷西米粥

**材料**

嫩薄荷叶 15 克，枸杞子适量，西米 100 克，盐 3 克

**做法**

❶ 西米洗净，用温水泡至透亮；嫩薄荷叶洗净，切碎；枸杞子洗净。

❷ 锅置火上，注入清水后，放入西米用大火煮至米粒开花。

❸ 放入薄荷叶、枸杞子，改用小火煮至粥成，调入盐即可。

**养生功效**

　　薄荷是中国常用中药，幼嫩茎尖可作菜食，全草又可入药，可治感冒发热、喉痛、头痛、目赤痛、肌肉疼痛等症。本品能解暑发汗、清热利咽，可用于夏季暑热、汗出不畅、头痛头晕者。

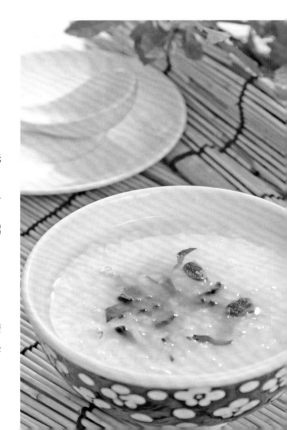

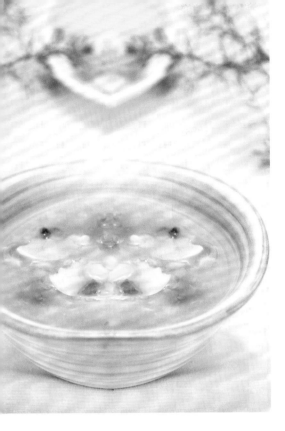

# 绿豆玉米粥

## 材料
绿豆 40 克，百合 15 克，大米 50 克，玉米粒、胡萝卜各适量，白糖 4 克

## 做法
❶ 大米、绿豆均洗净泡发；胡萝卜洗净，切丁；玉米粒洗净；百合洗净，切片。
❷ 锅置火上，倒入清水，放入大米、绿豆煮至开花。
❸ 加入胡萝卜、玉米粒、百合同煮至浓稠状，调入白糖拌匀即可。

## 养生功效
　　绿豆味甘，性寒，有清热解毒、消暑、利尿、祛痘的作用。百合性平、微寒，具有清火、润肺、安神的功效。此粥有清热祛暑、泻火解毒、降低血脂等功效。

# 蒜香洋葱粥

## 材料
蒜、洋葱各 15 克，大米 90 克，盐 2 克，葱、生姜各少许

## 做法
❶ 蒜去皮洗净，切块；洋葱、生姜洗净，切丝；大米洗净，浸泡；葱洗净切花。
❷ 锅置火上，入水，放入大米用大火煮至米粒绽开，放入蒜、洋葱、生姜丝。
❸ 用小火煮至粥成，加入盐调味，撒上葱花即可。

## 养生功效
　　蒜可强力杀菌、排毒清肠、预防肠胃疾病。洋葱可降低血压、提神醒脑、缓解压力、预防感冒。此品可发汗解表、降压排毒、温暖脾胃。

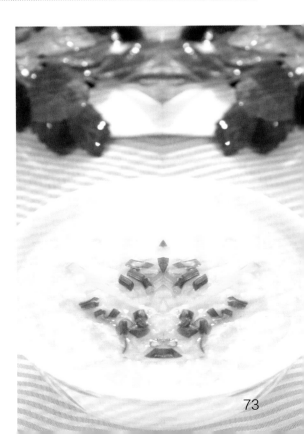

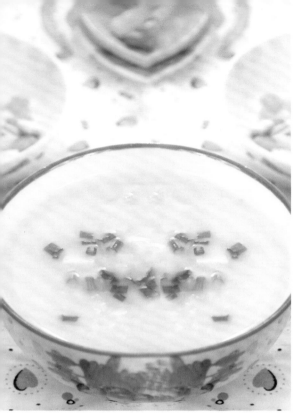

# 山药白扁豆粥

**材料**

山药25克，白扁豆20克，大米100克，盐2克，香油5毫升，葱少许

**做法**

❶ 白扁豆洗净；山药去皮洗净，切小块；葱洗净，切花；大米洗净。

❷ 锅内注水，放入大米、白扁豆，用大火煮至米粒绽开，放入山药。

❸ 改用小火煮至粥成闻见香味时，放入盐、香油调味，撒上葱花即可食用。

**养生功效**

　　山药有健脾、除湿、补气、益肺、固肾、益精的功效，含有可溶性纤维，能推迟胃内食物的排空，控制饭后血糖升高。白扁豆味甘，性微温，有健脾化湿、利尿消肿、清肝明目等功效。此品可补脾和中、化湿消暑。

# 槐花粥

**材料**

大米80克，白糖3克，槐花适量

**做法**

❶ 大米洗净，置于冷水中泡发30分钟后，捞出沥干水分；槐花洗净，用棉布袋包好，下入锅中，加适量水熬取汁液备用。

❷ 锅置火上，倒入清水，放入大米，以大火煮至米粒开花。

❸ 加入槐花汁液熬煮至呈浓稠状，调入白糖拌匀即可。

**养生功效**

　　槐花具有清热、凉血、止血、降压的功效。对吐血、高血压、高脂血症、糖尿病等有显著疗效。此品可清热润肠、凉血止血，对便秘肛裂、痔疮出血及其他血热出血症有食疗作用。

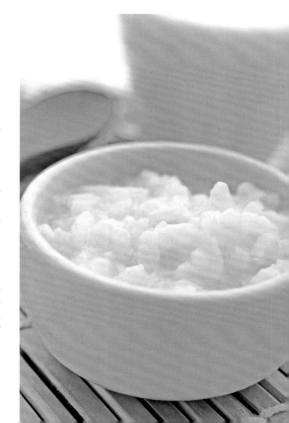

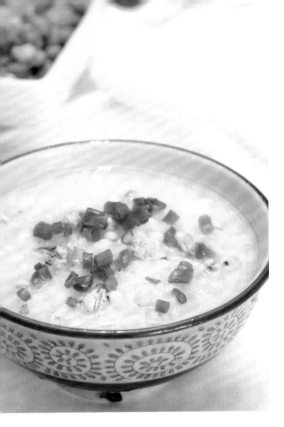

# 薏米茉莉粥

## 材料

薏米 30 克，干茉莉花 8 克，大米 70 克，白糖 3 克，葱 8 克

## 做法

❶ 大米、薏米均洗净泡发；干茉莉花洗净；葱洗净，切花。

❷ 锅置火上，加入适量清水，放入大米、薏米，以大火煮至米粒开花。

❸ 待煮至呈浓稠状时，放入茉莉花稍煮，调入白糖拌匀，撒上葱花即可。

## 养生功效

薏米性凉，味甘、淡，入脾、肺、肾经，具有利水、健脾、除痹、清热排脓的功效。干茉莉花味辛、甘，性凉，具有清热解毒、利湿作用。本品能清肝明目、泻热止渴，对结膜炎、肝火旺所致的烦躁等症有食疗作用。

# 南瓜薏米粥

## 材料

南瓜 40 克，薏米 20 克，大米 70 克，盐 2 克，葱花 3 克

## 做法

❶ 大米、薏米均洗净泡发；南瓜去皮洗净，切丁。

❷ 锅置火上，倒入清水，放入大米、薏米，以大火煮开。

❸ 加入南瓜煮至浓稠状，调入盐拌匀，撒上葱花即可。

## 养生功效

南瓜可润肺益气、化痰、消炎止痛；薏米可利水消肿、健脾去湿、舒筋除痹、清热排脓。此粥具有降糖止渴、健脾祛湿的功效，适合脾胃虚弱者、水肿患者、淋浊患者食用。

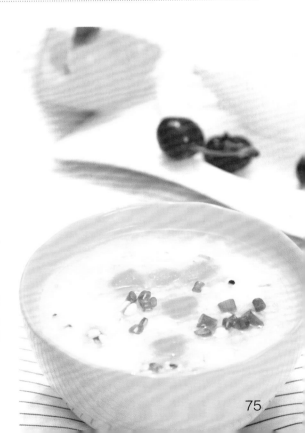

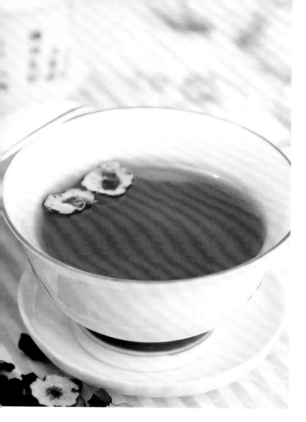

# 山楂五味子茶

**材料**

山楂 20 克，五味子 30 克，白糖少许

**做法**

❶ 将山楂、五味子洗净，放入锅里。

❷ 加入适量清水，煎煮10分钟。煎两次，滤去五味子混匀。

❸ 加入白糖搅拌至溶化即可饮用。

**养生功效**

　　山楂具有降血脂、降血压、抗心律不齐等作用，同时，山楂也是健脾开胃、消食化滞、活血化淤的良药，对胸膈痞满、疝气、血淤、闭经等症有很好的疗效。五味子有滋补强身之力，药用价值极高，有强身健体之效。本品具有健脾开胃、养心安神、解郁除烦等功效。

# 浮小麦茶

**材料**

浮小麦 30 克，麦冬、茯苓各 10 克

**做法**

❶ 浮小麦、麦冬和茯苓洗净，研成粉状。

❷ 在锅中加入适量清水，用大火将水煮沸。

❸ 待水沸后，将所有备用的药材加入，并用小火煮10分钟即可。

**养生功效**

　　中医认为浮小麦具有益气、除热和止汗的功效，凡由阳虚引起的自汗和由阴虚引起的盗汗患者，均可应用浮小麦调理，再配上宁心安神的茯苓，以及清心除烦的麦冬，这例药茶就有养心、安神、敛虚汗的作用，能改善睡眠、益智安神。

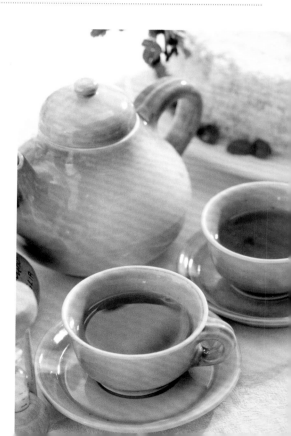

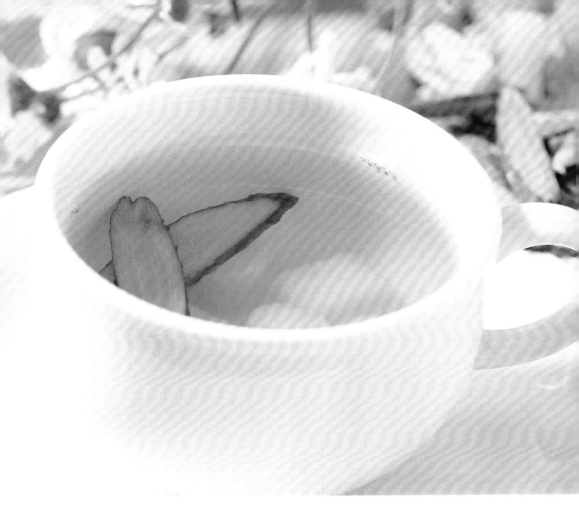

# 天门冬茶

**材料**

天门冬 30 克，甘草 2 片，冰糖适量

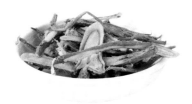

**甘草**：补脾益气，清热解毒

**做法**

❶ 天门冬和甘草清洗干净，放入杯中备用。

❷ 倒入适量热水冲泡，加入冰糖。

❸ 闷泡10分钟，完全泡开即可饮用。

**养生功效**

　　天门冬可养阴生津、润肺清心，用于肺燥干咳、虚劳咳嗽、津伤口渴、心烦失眠、内热消渴、肠燥便秘、白喉。甘草可补脾益气、清热解毒、祛痰止咳、清咽利嗓、缓急止痛，用于脾胃虚弱、倦怠乏力、咳嗽痰多。本品具有滋养心阴、生津润燥、改善便秘的功效。

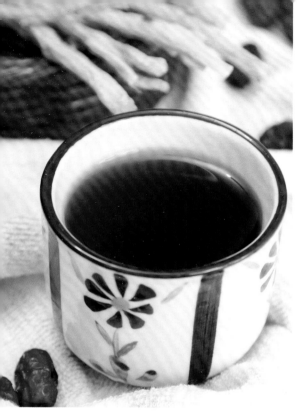

# 太子参红枣茶

## 材料

红枣 5 颗，太子参 6 克，茶叶 3 克

## 做法

① 将太子参、红枣、茶叶洗干净备用。

② 先将太子参、红枣放入锅中，加适量水，煮15分钟。

③ 再放入茶叶泡开滤渣即可。

## 养生功效

　　太子参可补益脾肺、益气生津，治肺虚咳嗽、脾虚食少、心悸、怔忡、水肿、消渴、精神疲乏。红枣味甘，性温，归脾、胃经，有补中益气、养血安神、缓和药性的功能。本品具有益气补血、敛汗固表的功效，适宜气虚型自汗、盗汗患者饮用。

# 荷叶甘草茶

## 材料

鲜荷叶 100 克，甘草 5 克，白糖少许

## 做法

① 将鲜荷叶洗净、切碎；甘草洗净，备用。

② 然后将鲜荷叶、甘草放入水中煮10余分钟。

③ 滤去荷叶渣，加适量白糖即可。

## 养生功效

　　荷叶含有莲碱、原荷叶碱和荷叶碱等多种生物碱及维生素 C，味苦、辛、微涩，性凉，归心、肝、脾经，有清热解毒、止血的作用。甘草可补脾益气，清热解毒，清咽利嗓。本品具有消暑解渴、清心安神、排毒瘦身等功效。

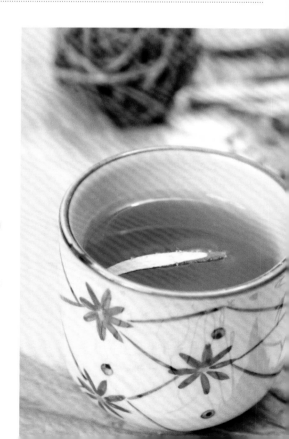

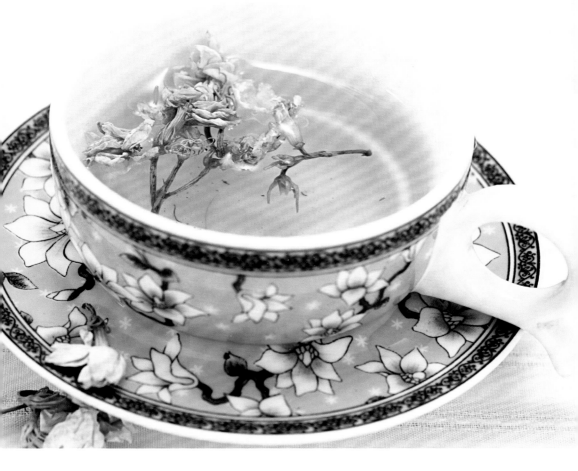

# 枸杞子酸枣仁茶

**材料**

枸杞子 10 克，生酸枣仁、熟酸枣仁各 6 克，干茉莉花 5 克，热水约 500 毫升

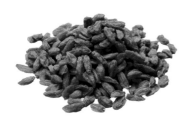

**枸杞子**：滋补肝肾，益精明目

**做法**

1. 先将生酸枣仁、熟酸枣仁压碎，装入棉布袋中；干茉莉花、枸杞子洗净，备用。
2. 将棉布袋、茉莉花、枸杞子放入杯中，用热水冲泡。
3. 约10分钟后去棉布袋、滤去枸杞子，即可饮用。

**养生功效**

　　枸杞子可滋补肝肾、益精明目，用于虚劳精亏、腰膝酸痛、眩晕耳鸣、内热消渴、血虚痿弱、目昏不明。酸枣仁味甘、酸，性平，能滋养心肝、安神、敛汗。本品具有养心安神、疏肝除烦、滋阴生津等功效。

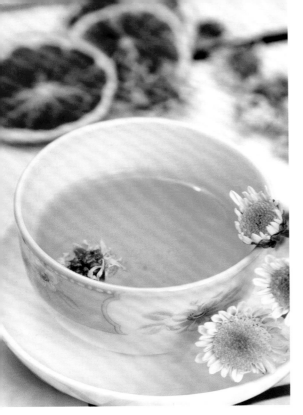

# 绿豆菊花饮

## 材料

菊花 10 克，蜂蜜少许，绿豆沙 30 克，柠檬汁 10 毫升

## 做法

❶ 将菊花洗净，放入水中煮沸。

❷ 将柠檬汁和绿豆沙注入菊花水中搅拌。

❸ 最后加入蜂蜜调味，即可饮用。

## 养生功效

　　绿豆味甘，性寒，有清热解毒、消暑、利尿、祛痘的作用。中医认为菊花味甘苦，性微寒，具有疏风散热、平抑肝阳、清肝明目、清热解毒的功效。本品能除湿泄热、排毒祛痱，对小儿痱子、痤疮、疔肿、胃热便秘等有食疗作用。

# 桑叶清新茶

## 材料

大青叶、桑叶各 5 克，麦冬 10 克，蔬果酵素粉 1 包，冰糖、蜂蜜各少许

## 做法

❶ 大青叶、桑叶、麦冬分别洗净沥干。

❷ 砂锅洗净，加800毫升水，将大青叶、麦冬、桑叶放入砂锅，加入冰糖，搅拌均匀，以大火煮沸，煮到水剩约400毫升后，去渣取汁待冷。

❸ 在药汁中加蔬果酵素粉、蜂蜜拌匀即可。

## 养生功效

　　桑叶味苦、甘，性寒，有散风除热、清肝明目之功效。桑叶有良好的美容作用，特别是对脸部的痤疮、褐色斑有比较好的疗效。本品可滋阴清热、利尿解毒。

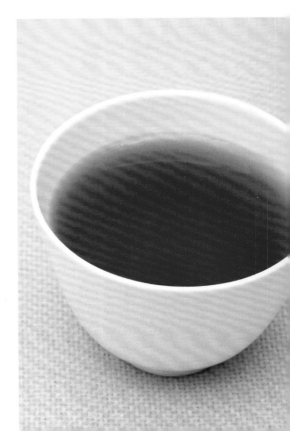

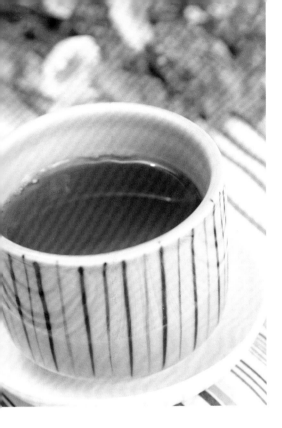

# 薏米茶

## 材料

炒薏米 10 克，鲜荷叶 5 克，山楂 5 克，枸杞子、冰糖各适量

## 做法

❶ 将炒薏米、鲜荷叶、山楂、枸杞子分别洗净，备用。

❷ 锅上火，加水适量，煮沸，先下炒薏米、山楂，煮20分钟。

❸ 再入鲜荷叶、枸杞子煮开；入冰糖调匀，滤渣即可。

## 养生功效

薏米，又名薏苡仁、苡仁、六谷子，为禾本科植物薏苡的种仁，其性凉，味甘、淡，入脾、肺、肾经，具有利水、健脾、除痹、清热排脓的功效。本品具有运脾化湿、养心安神、清热排毒等功效。

# 双连桂花饮

## 材料

莲子 100 克，黄连 5 克，桂花 25 克，冰糖末适量

## 做法

❶ 莲子、黄连、桂花洗净，莲子去莲心，同黄连装入棉布袋，扎紧袋口，备用。

❷ 锅中放入棉布袋，加入适量清水，以大火烧开，改用小火煎煮50分钟。

❸ 加入冰糖末拌匀，关火，撒上少许桂花，放冷后去渣取汁即可。

## 养生功效

本品可补中益气、降火健脾、清心安神。对心神不宁、心烦失眠、口渴烦躁、口舌生疮有食疗作用。适合慢性腹泻者、失眠多梦者、热盛火炽者、高热干燥者、心慌心悸者食用。

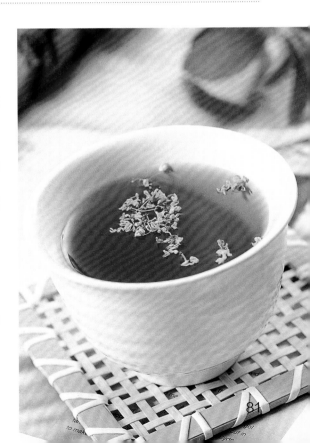

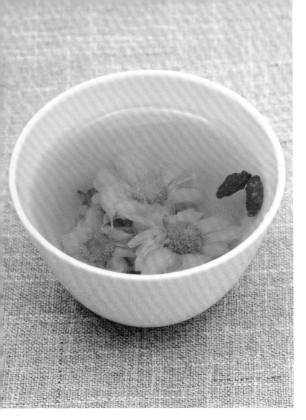

# 枸杞子菊花茶

### 材料

白菊花 10 克，枸杞子 5 克，薄荷 5 克，白开水 400 毫升

### 做法

❶ 将白菊花、枸杞子、薄荷洗净备用，

❷ 将上述3味放入保温杯中，用沸水冲泡，

❸ 加盖闷10～15分钟即可。

### 养生功效

　　枸杞子能够补肾益精、养肝明目、补血安神、生津止渴、润肺止咳。白菊花具有养肝明目、清心、补肾、健脾和胃、润喉、生津，以及调节血脂等功效。本品能清热泻火，滋阴明目，对结膜炎、白内障、高血压等症有一定的辅助食疗作用。

# 何首乌茶

### 材料

何首乌 15 克，泽泻 13 克，丹参 10 克，绿茶适量

### 做法

❶ 何首乌、泽泻、丹参均洗净备用。

❷ 把何首乌、泽泻、丹参、绿茶放入锅里，加水共煎15分钟。

❸ 滤去渣后即可饮用。

### 养生功效

　　何首乌有促进造血功能、增强免疫功能、降血脂与抗动脉粥样硬化、延缓衰老等作用。此茶有补肝、益肾、补血、活血、乌发、明目、利水的功效，可用于肝炎患病日久体虚者。

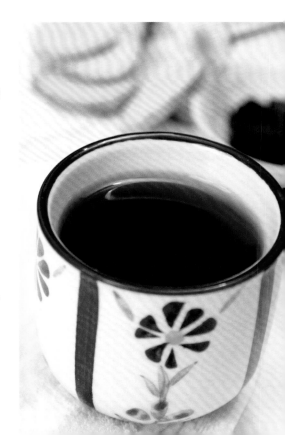

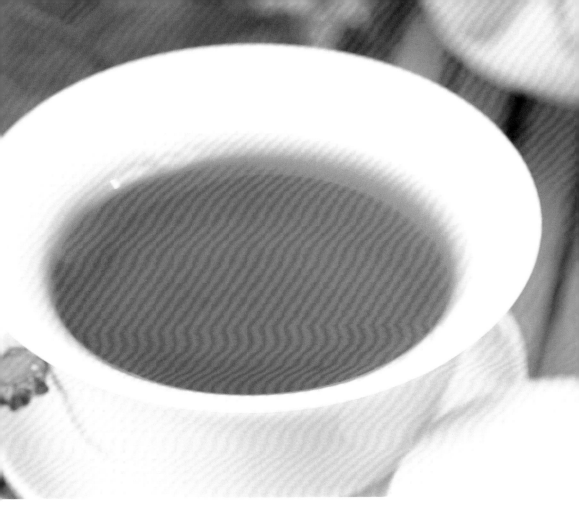

# 荷花蜜茶

**材料**
荷花3朵，蜂蜜适量

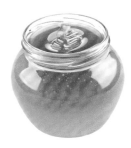

**蜂蜜：**润肺止咳，预防便秘

**做法**
❶ 荷花用开水冲洗一遍，备用。
❷ 将荷花、500毫升水放入锅中，煮至沸，滤渣即可。
❸ 饮用时加入蜂蜜拌匀即可。

**养生功效**
　　荷花能活血止血、清心凉血、解热解毒。常服蜂蜜对心脏病、高血压、肺病、眼病、肝脏病、痢疾、便秘、贫血、神经系统疾病、胃和十二指肠溃疡病等都有良好的辅助治疗作用。本品能清火解毒、宁心安神。适宜燥热天气时，心神不宁、烦躁易怒等症患者饮用。

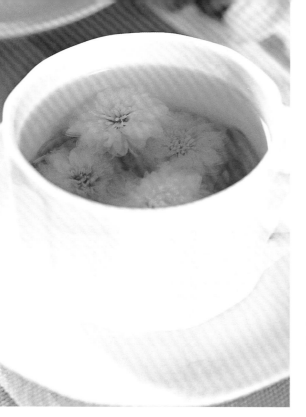

# 双花饮

### 材料

金银花、白菊花各 20 克，冰糖适量

### 做法

❶ 将金银花、白菊花洗净。

❷ 将金银花、白菊花放入净锅内，加水煎煮5分钟。

❸ 最后调入冰糖，煮至溶化即可。

### 养生功效

　　白菊花有疏散风热、平肝明目、清热解毒的功效，还有治疗风热感冒、发热头痛、目赤昏花、肝肾不足、目暗昏花、眩晕惊风的作用。本品能清热解毒、涩肠止泻，对细菌性肠炎引起的泄泻、流感、痢疾等有食疗作用。

# 鱼腥草茶

### 材料

干鱼腥草 20 克，红枣 5 颗

### 做法

❶ 先将干鱼腥草洗净；红枣洗净，切开去核。

❷ 将鱼腥草、红枣放入锅中，加入适量清水，煮沸后转小火再煮20分钟。

❸ 最后滤渣即可。

### 养生功效

　　鱼腥草味辛，性寒凉，归肺经，能清热解毒、消肿疗疮、利尿除湿，治实热、热毒、湿邪、疾热为患的肺痈、脾胃积热等。本品能清热解毒、排脓消肿，对痔疮日久化脓、肛周脓肿、肺热痰稠等症有食疗作用。

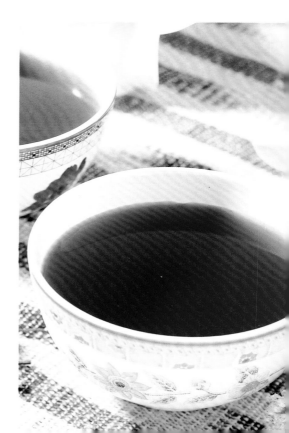

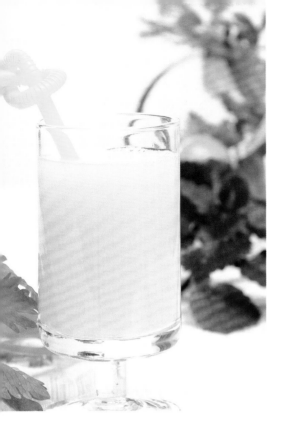

# 牛蒡芹菜汁

材料

牛蒡 250 克，芹菜 50 克，蜂蜜少许

做法

1 将牛蒡洗净，去皮，切块；将芹菜洗净，去叶后备用。

2 牛蒡、芹菜与200毫升冷开水一起放入榨汁机中。

3 榨汁后，加入蜂蜜，拌匀即可饮用。

养生功效

　　牛蒡含菊糖、纤维素、蛋白质、钙、磷、铁等人体所需的多种维生素及矿物质，可降血糖、降血压、降血脂、治疗失眠，提高人体免疫力等。芹菜有平肝清热、祛风利湿、除烦消肿、凉血止血、解毒宣肺、健胃利血、清肠利便、润肺止咳、降低血压、健脑镇静的功效。本品具有泻火发汗、清热解表、排毒瘦身的功效。

# 莲藕柿子汁

材料

蜂蜜 10 毫升，莲藕 30 克，柿子 90 克

做法

1 将莲藕和柿子洗净，去皮，分别切成大小适当的块。

2 将莲藕、柿子放入榨汁机，与300毫升冰水一起搅打成汁，滤出果肉，加蜂蜜调匀即可。

养生功效

　　莲藕性寒、味甘，生用具有凉血、散淤之功，熟用能止泻健脾。柿子具有润肺化痰、清热生津、涩肠止痢、健脾益胃、生津润肠、凉血止血等多种功效，含有丰富的维生素 $B_2$、维生素 C、胡萝卜素等营养素。本品具有清热解暑、凉血利尿、生津止渴的功效。

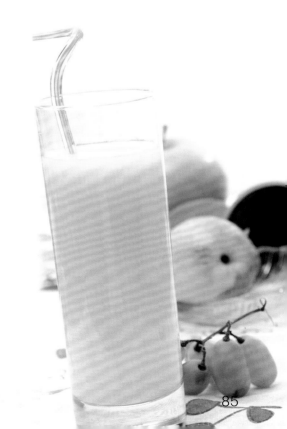

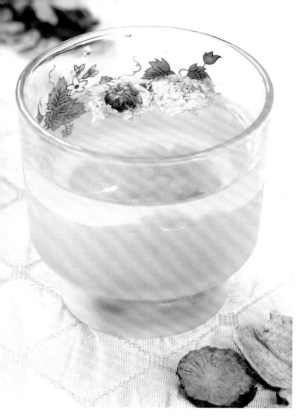

# 赤芍菊花茶

## 材料

赤芍 12 克，菊花 15 克，秦皮 10 克，冬瓜皮 20 克，蜂蜜适量

## 做法

❶ 将赤芍、菊花、秦皮和冬瓜皮清洗干净后备用。

❷ 将赤芍、部分菊花、秦皮、冬瓜皮一起放入锅中煎煮成药汁。

❸ 去除药渣后，撒入少许菊花，调入适量蜂蜜即可。

## 养生功效

　　赤芍味酸、苦，性微寒，善除营血、分郁热且能散血中之淤，有凉血、泄热、散淤的作用。菊花味苦，清热能力强，常用于散风热。本品能清热解毒、活血凉血，对痢疾、荨麻疹、带状疱疹、急性肠炎等症均有食疗作用。

# 苦瓜汁

## 材料

葛根粉 30 克，牛蒡 10 克，苦瓜 1 个，冰糖适量

## 做法

❶ 苦瓜洗净，去皮和籽，切块；牛蒡洗净，去皮切段；将葛根粉用适量凉开水搅拌匀待用。

❷ 将搅拌好的葛根粉和牛蒡、苦瓜一同倒入榨汁机内打碎为汁。

❸ 倒入杯中并放入冰糖搅拌即可食用。

## 养生功效

　　苦瓜能增进食欲、健脾开胃，其中含有的蛋白质成分及大量维生素 C 具有提高人体的免疫力的功能。本品能清心泻火、解毒透疹，对小儿夏热、痱子、痤疮等症有食疗作用。

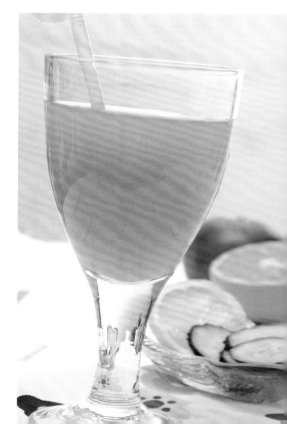

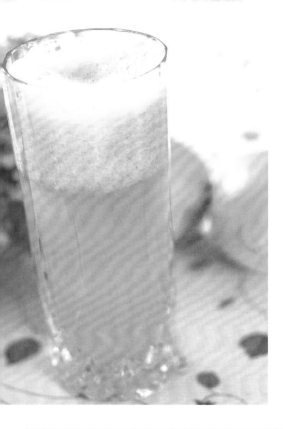

# 马齿苋荠菜汁

## 材料

萆薢 10 克，鲜马齿苋、鲜荠菜各 50 克

## 做法

❶ 萆薢洗净，备用；把鲜马齿苋、鲜荠菜洗净，温水浸泡30分钟，连根切碎，榨汁。

❷ 把榨后的马齿苋、荠菜渣用适量温水浸泡10分钟，重复绞榨取汁，合并2次汁，用纱布过滤。

❸ 将过滤后的汁液入锅，加萆薢，小火煮沸即可。

## 养生功效

马齿苋具有清热解毒、散血消肿的功效。荠菜具有和脾、利水、止血、明目的功效，常用于治疗产后出血、痢疾、水肿、肠炎、胃溃疡、感冒发热、目赤肿痛等症。本品能泻火解毒、利湿止痢。

# 黄瓜蜜饮

## 材料

蜂蜜适量，黄瓜 100 克

## 做法

❶ 黄瓜洗净，切丝，入沸水中焯烫，备用。

❷ 黄瓜丝和150毫升冷开水入榨汁机中，搅拌成汁。

❸ 再加入蜂蜜，搅拌均匀即可。

## 养生功效

黄瓜味甘，性凉，无毒，入脾、胃、大肠经，具有除热、利水利尿、清热解毒的功效。蜂蜜是一种营养丰富的食品，蜂蜜中的果糖和葡萄糖容易被人体吸收，常服蜂蜜对心脏病、高血压、肺病、眼病、肝脏病、痢疾、便秘、贫血、神经系统疾病、胃和十二指肠溃疡病等都有良好的辅助治疗作用。本品具有消暑解渴、清热除烦、美白养颜等功效。

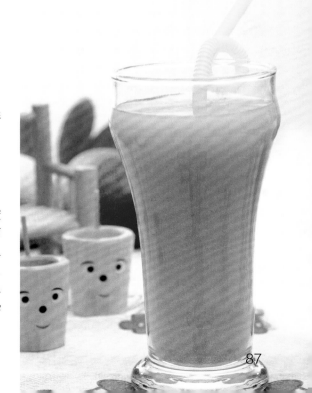

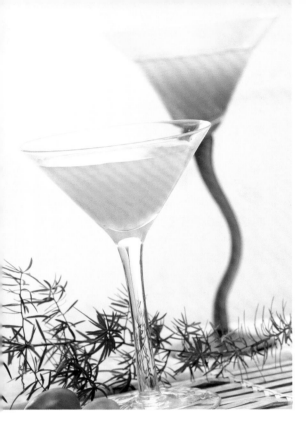

# 莲藕胡萝卜汁

**材料**

蜂蜜 15 克，莲藕 80 克，生姜 2 克，胡萝卜 120 克

**做法**

1 将莲藕和胡萝卜洗净，去皮，分别切成适当大小的块；生姜洗净，切块。

2 将莲藕、胡萝卜、生姜、蜂蜜放入榨汁机中，与300毫升冰水一起搅打成汁，滤出果肉取汁即可饮用。

**养生功效**

中医认为莲藕性寒、味甘，生用具有凉血、散淤之功，治热病烦渴、吐血、热淋等，熟用能益血、止泻，还能健脾、开胃。本品具有养心安神、清凉解暑、利尿通淋等功效。

# 西瓜牛奶饮

**材料**

蜂蜜 30 毫升，西瓜 80 克，牛奶 150 毫升

**做法**

1 将西瓜去皮，取果肉，去籽，切小块，放入榨汁机内。

2 将牛奶放入榨汁机，加入矿泉水、蜂蜜。

3 搅拌均匀即可。

**养生功效**

蜂蜜具有护肤美容、抗菌消炎、促进组织再生、促进消化、提高免疫力等作用。西瓜性寒，味甘甜，有清热解暑、生津止渴、利尿除烦的功效。本品具有养心安神、清热利尿、美白护肤的功效。

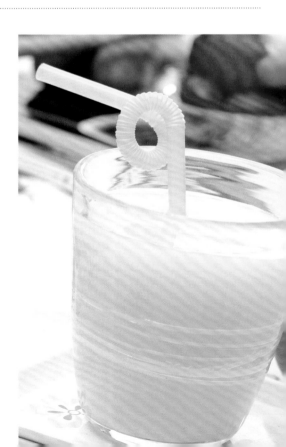

# PART 3

# 秋季养生篇

秋天由于阳气渐收，而阴气逐渐生长起来。万物收，是指万物成熟，到了收获之时。从秋季的气候特点来看，其是由热转寒，即"阳消阴长"的过渡阶段。人体的生理活动，随"夏长"到"秋收"，而相应改变。因此，秋季养生不能离开"收养"这一原则，也就是说，秋天养生一定要把保养体内的阴气作为首要任务。

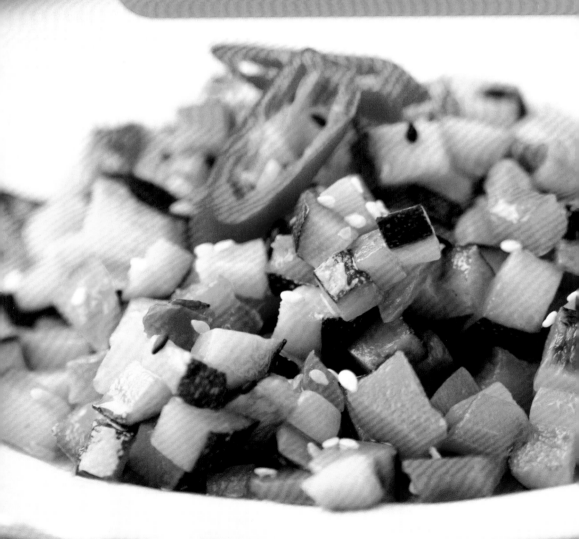

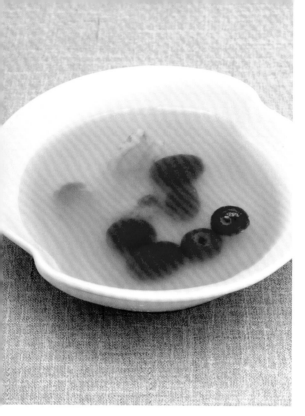

# 西洋参红枣汤

**材料**

西洋参 3 片，红枣 6 颗，冰糖适量

**做法**

① 将红枣、西洋参洗净，沥水，备用；红枣洗净去核，备用。

② 将红枣、西洋参放入锅中，加800毫升水，煮沸，用小火续煮20分钟至红枣和西洋参的香味煮出。

③ 用滤网将汤汁中的残渣都滤掉，起锅前，加入适量冰糖煮至溶化即可。

**养生功效**

　　西洋参是人参的一种，可以有效增强中枢神经的功能，达到静心凝神、消除疲劳、增强记忆力等作用，适用于失眠、烦躁、记忆力衰退等症状。本品可益气生津，养血安神。

# 灵芝肉片汤

**材料**

党参段 10 克，灵芝碎 12 克，猪瘦肉 150 克，盐 4 克，香油 3 毫升，枸杞子、香菜叶、生姜片、食用油各适量

**做法**

① 将猪瘦肉洗净、切片；党参段、灵芝碎、枸杞子洗净用温水略泡备用。

② 净锅上火倒食用油，将生姜片爆香，下入猪瘦肉片煸炒，倒入水烧开。

③ 下入党参段、灵芝碎、枸杞子，调入盐煲至成熟，加香菜叶，淋入香油即可。

**养生功效**

　　灵芝具有补气安神、止咳平喘的功效，用于眩晕不眠、心悸气短、虚劳咳喘。此汤具有益气安神、健脾养胃的功效，可用于气虚无力等症。

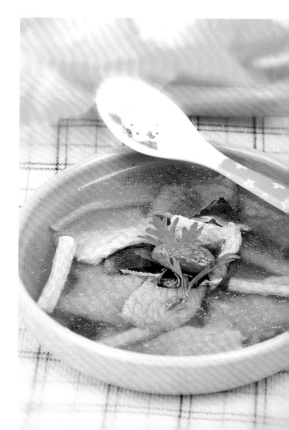

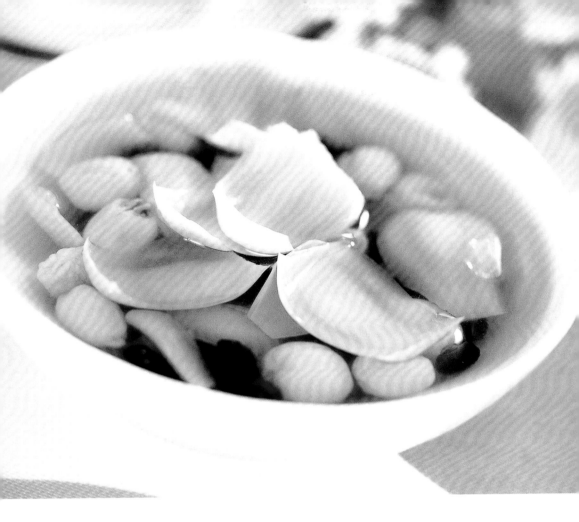

# 莲子百合汤

### 材料
百合 20 克，莲子 50 克，黑豆 300 克，鲜椰汁适量，冰糖 30 克

### 做法
❶ 莲子洗净用滚水浸30分钟，再煲煮15分钟，倒出冲洗；百合洗净，浸泡；黑豆洗净，用滚水浸泡1个小时以上。

❷ 沸水中下黑豆，大火煲30分钟，下莲子、百合，中火煲45分钟，改小火煲1个小时。

❸ 下冰糖，待溶，调入鲜椰汁即成。

### 养生功效
　　莲子是著名滋养食物，可养神安宁，降血压。百合能补中益气、温肺止咳。此汤可滋阴润肺、养心安神、美白养颜。

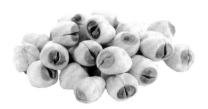

**莲子：**补气健脾，养心安神

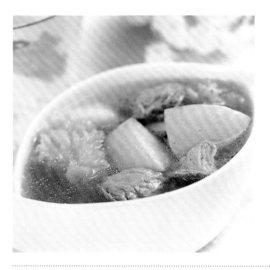

# 银耳雪梨煲鸭

材料

银耳 30 克，老鸭 200 克，雪梨 1 个，盐 5 克，生姜片适量

做法

❶ 老鸭洗净，斩块；雪梨洗净去皮，切块；银耳泡发后切小朵。

❷ 锅入水烧沸，下老鸭块稍氽去血水，捞出。

❸ 将老鸭块、雪梨块、银耳、生姜片一同装入碗内，加入适量清水，放入锅中大火炖40分钟后调入盐即可。

# 青橄榄炖水鸭

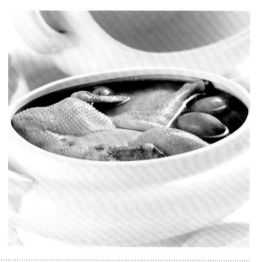

材料

青橄榄 8 颗，水鸭 1 只，猪腰 50 克，火腿 30 克，花雕酒 3 毫升，生姜 2 片，盐 2 克，浓缩鸡汁 2 毫升

做法

❶ 将水鸭洗净，在背部开刀；猪腰和火腿都洗净切成粒状。

❷ 将猪腰、水鸭氽水，洗净后入火腿、青橄榄、生姜、花雕酒，入盅内炖2个小时。

❸ 炖好的汤加盐、浓缩鸡汁即可。

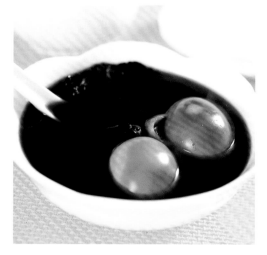

# 熟地百合鸡蛋汤

材料

百合、熟地各 50 克，鸡蛋 2 个，蜂蜜适量

做法

❶ 将熟地、百合洗净；鸡蛋打碎，用碗装。

❷ 置锅于火上，将熟地、百合、鸡蛋一起放入锅内，加适量的水煮15分钟。

❸ 再调入蜂蜜即可。

# 蜜橘银耳汤

**材料**

银耳 20 克，蜜橘 200 克，白糖 150 克，水淀粉适量

**做法**

❶ 银耳水发后，洗净入碗，上笼蒸半个小时取出。

❷ 蜜橘剥皮去筋，只剩蜜橘肉；将汤锅置大火上，加入适量清水，将蒸好的银耳放入汤锅内，再放蜜橘肉、白糖煮沸。

❸ 用水淀粉勾芡，待汤沸，盛入汤碗即成。

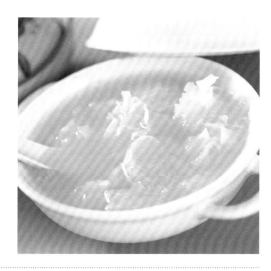

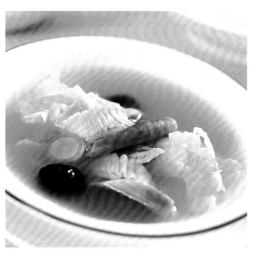

# 猪肚银耳西洋参汤

**材料**

西洋参 25 克，乌梅 3 颗，猪肚 250 克，银耳 30 克，盐适量

**做法**

❶ 银耳以冷水泡发，去蒂；乌梅、西洋参洗净备用。

❷ 猪肚刷洗干净，氽水，切粗条。

❸ 将猪肚、银耳、西洋参加乌梅和水以小火煲2个小时，再加盐调味即可。

# 莲子牡蛎鸭汤

**材料**

蒺藜子、芡实、莲须、鸭肉、牡蛎、莲子、盐各适量

**做法**

❶ 蒺藜子、莲须、牡蛎洗净入棉布袋扎口。

❷ 鸭肉入沸水氽烫，捞出洗净；莲子、芡实洗净，沥干。

❸ 鸭肉、莲子、芡实及棉布袋入锅，加水煮开，小火炖熟，捞弃棉布袋，加盐调味。

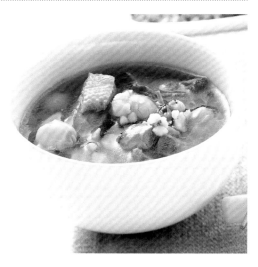

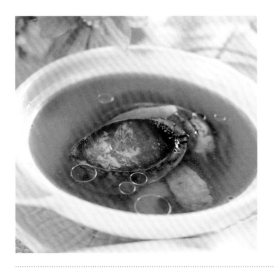

# 天门冬桂圆参鲍汤

**材料**

天门冬 50 克，太子参 50 克，鲍鱼 100 克，猪瘦肉 50 克，桂圆肉、盐、香油各适量

**做法**

❶ 鲍鱼用开水烫4分钟，洗净；猪瘦肉洗净，切块。

❷ 天门冬、太子参、桂圆肉洗净。

❸ 把天门冬、太子参、桂圆肉、鲍鱼、猪瘦肉放入炖盅内，加开水适量，盖好，隔水小火炖3个小时，放入盐和香油调味即可。

# 参麦五味乌鸡汤

**材料**

人参片 8 克，麦冬 25 克，五味子 10 克，乌鸡腿 1 只，盐 3 克

**做法**

❶ 乌鸡腿洗净，剁块，放入沸水汆烫，去掉血水；人参片、麦冬、五味子洗净。

❷ 乌鸡腿及人参片、麦冬、五味子盛入煮锅中，加适量水直至盖过所有的材料。

❸ 以大火煮沸，然后转小火续煮30分钟，快熟前加盐调味即可。

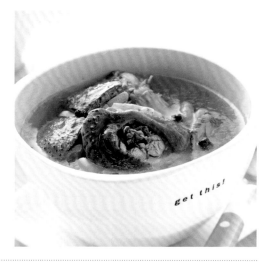

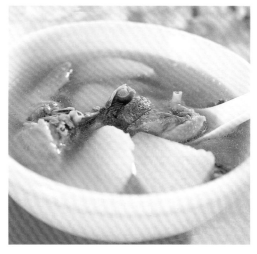

# 旋覆花乳鸽汤

**材料**

旋覆花 10 克，山药 30 克，乳鸽半只，盐适量

**做法**

❶ 将乳鸽去毛及肠杂，洗净切成小块；山药、旋覆花洗净备用。

❷ 将乳鸽放入砂锅中，加入山药、旋覆花（用棉布袋包好）及盐、适量清水，用小火炖30分钟至肉烂。

❸ 取出棉布袋，待温度合适即可食用。

# 杏仁白萝卜肉汤

**材料**

白萝卜 200 克，罗汉果 1 个，杏仁 25 克，猪腱肉 200 克，生姜 2 片，盐适量

**做法**

1. 猪腱肉切块，放入开水锅中氽一下，捞出冲洗干净；罗汉果、杏仁洗净备用。
2. 白萝卜洗净去皮，切块。
3. 锅内烧开适量水，加入猪腱肉、白萝卜、罗汉果、杏仁、生姜，待煮开后改小火煲约2个小时，放盐调味即成。

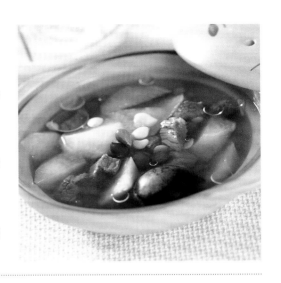

# 黄芪山药鱼汤

**材料**

山药 60 克，黄芪 15 克，石斑鱼 1 条，姜、葱、盐、米酒各适量

**做法**

1. 石斑鱼洗净，双面鱼背各划一刀；姜、葱洗净切丝；黄芪洗净；山药去皮洗净。
2. 黄芪、山药放入锅内，加适量水以大火煮开，转小火熬约15分钟后，转中火，放入姜丝和石斑鱼，煮8～10分钟。
3. 待石斑鱼熟，加盐、米酒调味，撒上葱丝。

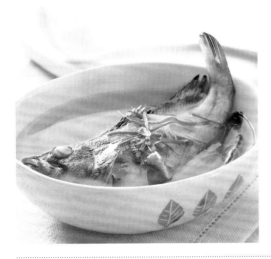

# 甲鱼芡实汤

**材料**

芡实 30 克，枸杞子 10 克，红枣 5 颗，甲鱼 300 克，盐 4 克，生姜 2 片

**做法**

1. 将甲鱼洗净斩块，氽水。
2. 将芡实、枸杞子、红枣洗净备用。
3. 净锅上火倒入水，调入盐、生姜，下入甲鱼、芡实、枸杞子、红枣煲至熟即可。

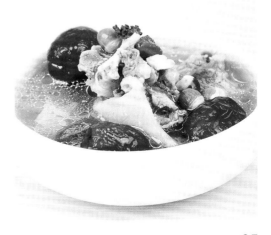

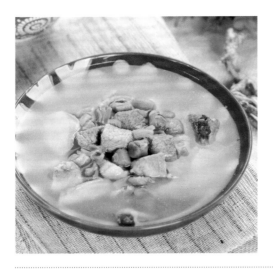

# 干贝瘦肉汤

### 材料

猪瘦肉 500 克，干贝 15 克，山药、姜各适量，盐 4 克

### 做法

❶ 猪瘦肉洗净，切块，氽烫；干贝洗净，切丁；山药、姜洗净，去皮，切片。

❷ 将猪瘦肉放入沸水中氽去血水。

❸ 锅中注水，放入猪瘦肉、干贝、山药、姜慢炖 2 个小时，加入盐调味即可。

# 海螵蛸鱿鱼汤

### 材料

海螵蛸、补骨脂各 40 克，桑螵蛸 10 克，鱿鱼 100 克，红枣 4 颗，盐适量

### 做法

❶ 鱿鱼泡发，洗净切块；海螵蛸、桑螵蛸、补骨脂、红枣洗净备用。

❷ 将海螵蛸、桑螵蛸、补骨脂水煎取汁。

❸ 入鱿鱼块、红枣，同煮至鱿鱼熟后，加盐调味即可。

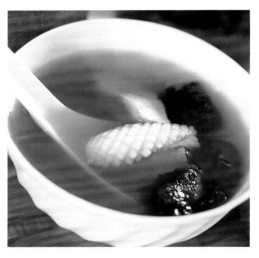

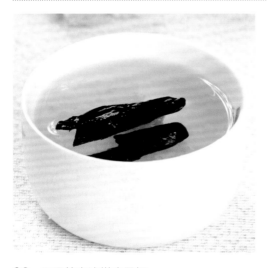

# 灵芝银耳茶

### 材料

灵芝 10 克，银耳 40 克，冰糖 15 克

### 做法

❶ 将灵芝用清水漂洗干净，备用；银耳泡发洗净。

❷ 将二者切碎，置于热水瓶中，冲入适量沸水浸泡。

❸ 加盖闷一夜，第二天早晨加入冰糖，待冰糖溶化后即可饮用。

# 香菇豆芽猪尾汤

**材料**

枳实 8 克，鲜香菇、黄豆芽各 50 克，胡萝卜 100 克，猪尾 300 克，盐 5 克

**做法**

❶ 猪尾洗净剁段，放入开水中汆烫后捞出。

❷ 鲜香菇洗净，去蒂，切片；黄豆芽去根洗净；胡萝卜洗净削皮切块；枳实洗净。

❸ 将鲜香菇、黄豆芽、胡萝卜、猪尾、枳实放入锅中，加水至盖过材料，以大火煮开，转小火续煮40分钟，加盐调味即可。

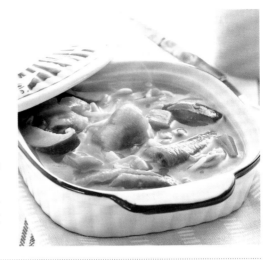

# 鸡蛋银耳浆

**材料**

玉竹 10 克，鸡蛋 1 个，豆浆 500 毫升，银耳 50 克，白糖适量

**做法**

❶ 鸡蛋打在碗内搅拌均匀；银耳泡开，洗净；玉竹洗净备用。

❷ 将银耳、玉竹与豆浆放入锅中加适量清水同煮。

❸ 煮好后冲入鸡蛋液，再加入白糖即可。

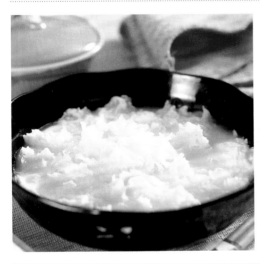

# 香菇花生鲜蚝汤

**材料**

木香 8 克，生蚝、猪瘦肉各 250 克，香菇 25 克，花生 40 克，食用油、姜片、盐各适量

**做法**

❶ 猪瘦肉洗净，切块；香菇剪去蒂，泡发，洗净；花生洗净；生蚝洗净，去壳取肉。

❷ 生蚝洗净，汆水，锅入食用油、姜片爆香，入生蚝炒至微黄，水入瓦煲煮沸，入除盐外的所有材料煮沸，改用小火煲2个小时，加盐调味即可。

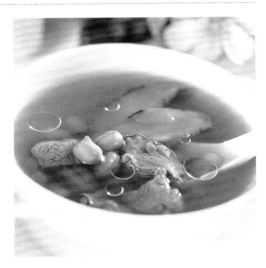

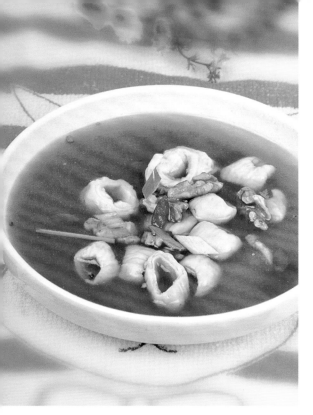

# 大肠枸杞子核桃汤

**材料**

核桃仁 35 克，枸杞子 10 克，猪大肠 175 克，食用油适量，盐 4 克，葱段、姜末各 2 克

**做法**

❶ 将猪大肠洗净、切段、氽水。

❷ 核桃仁、枸杞子用温水洗干净备用。

❸ 净锅上火倒入食用油，将葱段、姜末爆香，下入猪大肠煸炒，倒入水，调入盐烧沸，下入核桃仁、枸杞子，小火煲至熟即可。

**养生功效**

　　猪大肠有润燥、补虚、止渴止血之功效。可用于治疗虚弱口渴、脱肛、痔疮、便血、便秘等症。此品可补脾固肾，润肠通便，可用于脾肾气虚所致的习惯性便秘。

# 金银花茅根猪蹄汤

**材料**

白茅根 30 克，金银花 20 克，猪蹄半只，灵芝 5 克，黄瓜 35 克，盐 3 克，红椒末少许

**做法**

❶ 将猪蹄洗净，切块，氽水；黄瓜、灵芝洗净；白茅根、金银花洗净，装入棉布袋。

❷ 汤锅置火上加水，下入猪蹄、灵芝，调入盐、棉布袋烧开。

❸ 煲至快熟时加入黄瓜、红椒末，拣出棉布袋即可。

**养生功效**

　　白茅根可凉血止血、清热解毒，用于吐血、尿血、热淋、水肿、黄疸、小便不利、热病烦渴、胃热呕哕、咳嗽。此汤可凉血解毒、消炎止痛、利尿通淋，可用于急性乳腺炎、尿道炎等症的辅助治疗。

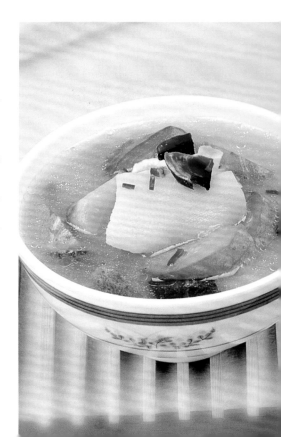

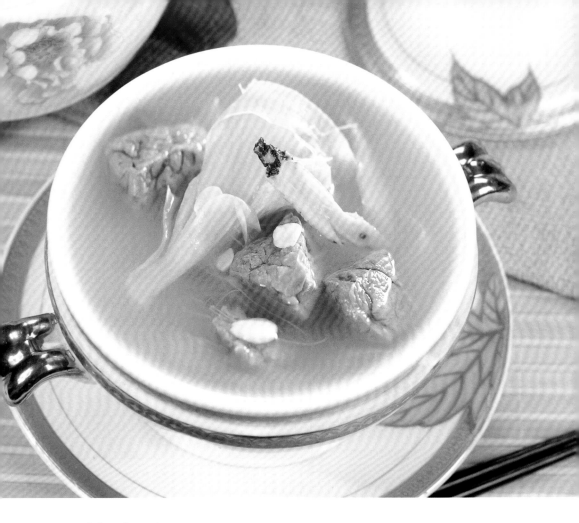

# 霸王花猪肺汤

**材料**

霸王花 50 克，猪肺 300 克，猪瘦肉 100 克，杏仁 10 克，食用油、姜片、盐各适量

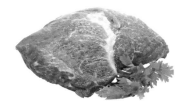

**猪瘦肉：**补肾养血，滋阴润燥

**做法**

❶ 霸王花洗净浸泡。

❷ 猪肺注水，挤压至血水去尽，猪肺变白，切成块状；猪瘦肉洗净切块；猪肺、猪瘦肉汆水；油锅烧热放姜片爆香，将猪肺干爆5分钟。

❸ 瓦煲内注水，煮沸后加入以上材料及杏仁，大火煲滚后，改用小火煲2个小时，加盐调味即可。

**养生功效**

　　此汤具有化痰止咳、润肺滑肠的功效。适合咳嗽多痰、便秘、肺结核、支气管炎、颈淋巴结核、腮腺炎、心血管疾病患者食用。

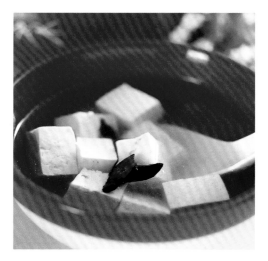

# 香附豆腐汤

**材料**

香附 10 克，豆腐 200 克，盐 3 克

**做法**

❶ 把香附洗净，去杂质。

❷ 豆腐洗净，切成5厘米见方的块。

❸ 砂锅至火上，注入适量清水，加香附，烧沸，下豆腐、盐，煮5分钟即可。

# 枳实金针河粉

**材料**

枳实、厚朴各 10 克，金针菇 45 克，河粉 90 克，香菇片、黄豆芽、胡萝卜、盐、葱段各适量

**做法**

❶ 将枳实、厚朴洗净，与适量清水置入锅中，以小火加热至沸，滤取药汁。

❷ 胡萝卜洗净切丝；黄豆芽洗净，去根须；河粉入锅，加水煮熟捞出；金针菇洗净。

❸ 河粉、药汁入锅煮沸，入金针菇、香菇、黄豆芽、胡萝卜煮熟，加盐与葱段即可。

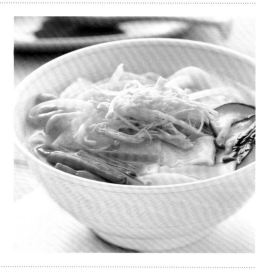

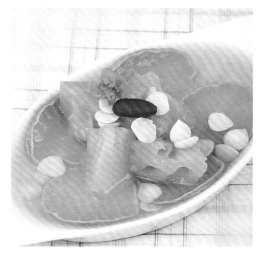

# 橘子杏仁菠萝汤

**材料**

杏仁 80 克，菠萝 100 克，橘子 20 克，冰糖 50 克，枸杞子 3 克

**做法**

❶ 将菠萝去皮洗净切块；杏仁洗净；橘子剥片备用；枸杞子洗净备用。

❷ 锅上火倒入水，调入冰糖稍煮。

❸ 下入菠萝、杏仁、橘子煮沸，撒上枸杞子即可。

# 人参鹌鹑蛋

**材料**

黄精 10 克，人参 6 克，鹌鹑蛋 12 个，白糖、盐、香油、酱油、高汤各适量

**做法**

❶ 将人参洗净煨软，收取滤液，再将黄精洗净煎2遍，取其浓缩液与人参液调匀。

❷ 鹌鹑蛋煮熟去壳，一半与上述液调匀、盐腌渍15分钟；另一半用香油炸成金黄色。

❸ 高汤、白糖、酱油兑成汁，再将鹌鹑蛋、人参、黄精兑好的液一起下锅翻炒即可。

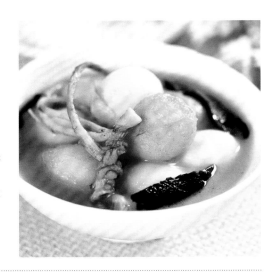

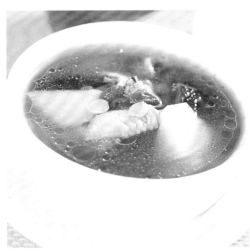

# 四宝炖乳鸽

**材料**

山药 50 克，杏仁 10 克，枸杞子 15 克，乳鸽半只，香菇 40 克，清汤 700 毫升，盐适量

**做法**

❶ 乳鸽处理干净，剁块。

❷ 山药洗净切块，与乳鸽块一起汆水；香菇洗净泡发；杏仁、枸杞子洗净。

❸ 清汤置锅中，放入所有材料，入笼中蒸约2个小时即可。

# 核桃仁枸杞子汤

**材料**

枸杞子 30 克，红枣 10 颗，核桃仁 150 克，白糖适量

**做法**

❶ 红枣洗净去核；核桃仁洗净用热水泡开，捞出沥干水；枸杞子用水冲洗干净备用。

❷ 锅中加水烧热，将红枣、核桃仁、枸杞子放入，煲20分钟。

❸ 再加入白糖调匀即可。

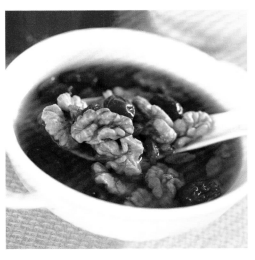

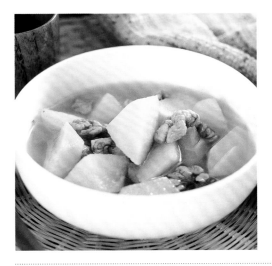

# 核桃仁冰糖炖梨

**材料**

核桃仁 30 克，梨 150 克，冰糖 30 克

**做法**

❶ 梨洗净，去皮去核，切块备用；核桃仁洗净备用。

❷ 将梨块、核桃仁放入煲中，加入适量清水，用小火煲30分钟。

❸ 下入冰糖调味即可。

# 沙参玉竹煲猪肺

**材料**

沙参 15 克，玉竹 10 克，蜜枣 1 颗，猪肺半个，猪腱肉 180 克，生姜 2 片，盐适量

**做法**

❶ 沙参、玉竹用清水略冲洗，沥干，沙参切段；猪腱肉洗净切成小块；蜜枣洗净。

❷ 猪腱肉氽水，将猪肺洗净后切成块。

❸ 沙参、玉竹、蜜枣、猪肺、猪腱肉、生姜入锅中，加入适量清水煲沸，改用中小火煲至汤浓，以适量盐调味即可。

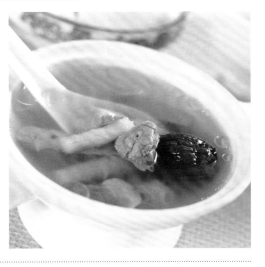

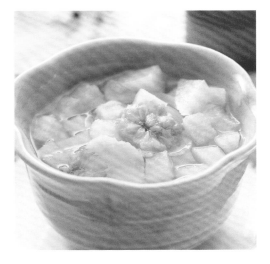

# 菊花桔梗雪梨汤

**材料**

菊花 5 朵，桔梗 10 克，雪梨 1 个，冰糖 5 克

**做法**

❶ 菊花、桔梗洗净加水煮开，转小火继续煮10分钟，去渣留汁，加入冰糖搅匀后，盛出待凉。

❷ 雪梨洗净削皮，梨肉切丁备用。

❸ 将切丁的梨肉加入已凉的菊花水即可。

# 土茯苓绿豆老鸭汤

**材料**

土茯苓 20 克，陈皮 3 克，老鸭 500 克，绿豆 200 克，盐少许

**做法**

1. 先将老鸭洗净、斩件，备用。
2. 土茯苓、绿豆和陈皮用水浸透，洗净。
3. 瓦煲内加入适量水，大火煮沸，放入土茯苓、绿豆、陈皮和老鸭，待水煮沸，改用小火继续煲2个小时，以少许盐调味即可。

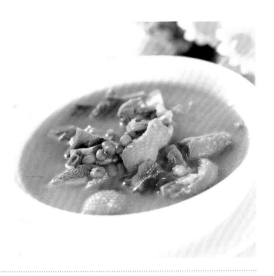

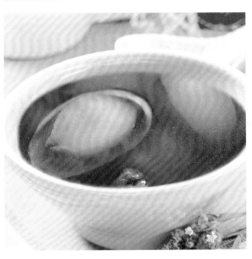

# 石斛炖鲜鲍

**材料**

鲜鲍鱼 3 只，石斛 10 克，生地 10 克，盐 3 克，生姜 2 片，高汤 200 毫升

**做法**

1. 鲜鲍鱼去内脏，洗净，入沸水中氽烫，捞出洗净，放入炖盅内。
2. 注入200毫升高汤，放入洗净的石斛及生地、生姜片炖2个小时。
3. 用勺将汤表面的油渍捞出，加盐即可。

# 五子下水汤

**材料**

地肤子、覆盆子、车前子、菟丝子、栀子各10克，鸡内脏 1 副，姜丝、葱丝、盐各适量

**做法**

1. 鸡内脏洗净，切片；地肤子、覆盆子、车前子、菟丝子、栀子洗净入棉布袋扎好，入锅中，加水煮沸，小火续煮20分钟。
2. 捞弃棉布袋，转中火，放入鸡内脏、姜丝、葱丝，待汤再开，加盐调味即可。

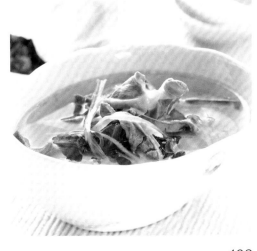

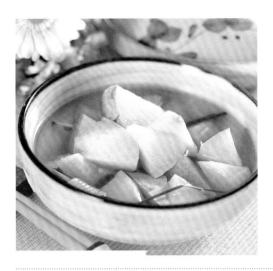

# 灯心草雪梨汤

**材料**

灯心草15克，薏米30克，雪梨1个，冰糖适量

**做法**

❶ 将雪梨洗净，去皮、核，切块；灯心草、薏米洗净备用。

❷ 锅内加适量水，放入灯心草、薏米，小火煎沸。

❸ 煎约20分钟后，加入雪梨块、冰糖，再煮沸即成。

# 佛手延胡索猪肝汤

**材料**

佛手10克，延胡索10克，制香附6克，猪肝100克，盐适量

**做法**

❶ 将佛手、延胡索、制香附洗净，备用。

❷ 放入锅内，加适量水煮沸，再用小火煮15分钟左右。

❸ 加入已洗净切好的猪肝片，放适量盐，煮熟后即可盛出食用。

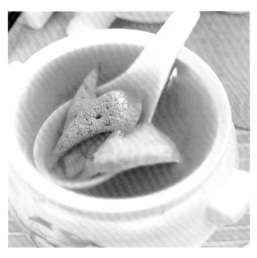

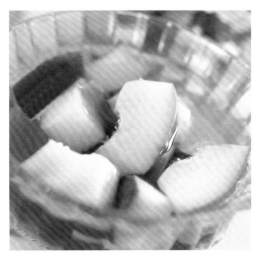

# 姜醋炖冬瓜

**材料**

生姜、白芍各5克，冬瓜100克，醋少许

**做法**

❶ 冬瓜洗净，去皮切块；生姜洗净，切片；白芍洗净，备用。

❷ 将冬瓜、生姜、白芍一同放入砂锅。

❸ 加醋和水，用小火炖至冬瓜熟即可。

# 虫草炖甲鱼

**材料**

冬虫夏草 5 枚，甲鱼 1 只，料酒、盐、葱末、姜丝、鸡汤各适量

**做法**

❶ 甲鱼洗净切块；冬虫夏草洗净。

❷ 将块状的甲鱼放入锅内煮沸，捞出备用。

❸ 甲鱼放入砂锅中，放冬虫夏草，加料酒、盐、葱末、姜丝、鸡汤，炖 2 个小时，盛出即可。

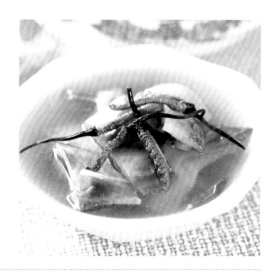

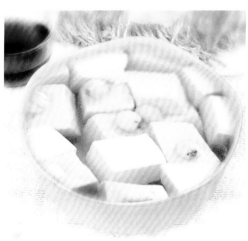

# 川贝炖豆腐

**材料**

豆腐 300 克，川贝 10 克，冰糖适量

**做法**

❶ 川贝洗净；冰糖打成粉碎，备用。

❷ 豆腐放炖盅内，再放入川贝、冰糖，盖好盖子，隔沸水用小火炖约 1 个小时，喝汤食豆腐及川贝即可。

# 首乌猪肝片

**材料**

何首乌、黄精各 10 克，猪肝 200 克，鲍鱼菇 20 克，苋菜、葱段、姜片、盐各适量

**做法**

❶ 将何首乌、黄精洗净；猪肝洗净切片；苋菜、鲍鱼菇洗净。

❷ 净锅入水，何首乌、黄精入锅煮 10 分钟。

❸ 再将猪肝、鲍鱼菇放入锅中煮熟后，放入苋菜、葱段、姜片，加盐调味即可。

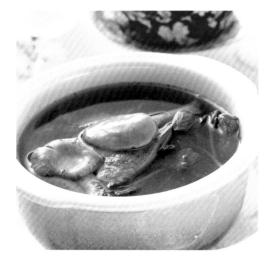

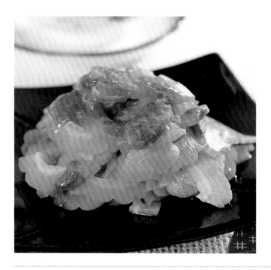

# 白玉苦瓜

材料

玉竹 10 克，桔梗 6 克，苦瓜 200 克，花生粉 5 克，山葵少许，酱油适量

做法

❶ 苦瓜洗净，对切，去籽，切薄片，泡冰水，冷藏10分钟。

❷ 将玉竹、桔梗洗净打成粉末。

❸ 将上述粉末与花生粉、山葵、酱油拌匀，淋在苦瓜上即可。

# 杏仁上海青猪肺汤

材料

上海青 50 克，杏仁 20 克，猪肺 750 克，姜末、盐、食用油各适量

做法

❶ 杏仁浸泡，去皮、尖；上海青洗净。

❷ 猪肺注水、挤压，反复多次，直到血水去尽、猪肺变白，切成块状，氽烫；锅放食用油烧热，加姜末、猪肺爆炒5分钟左右。

❸ 将清水及上述材料放入砂煲内，大火煲开后，改用小火煲1个小时，加盐调味即可。

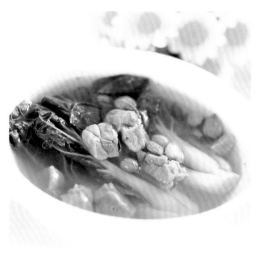

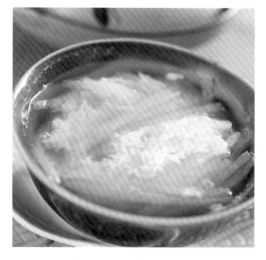

# 白萝卜鸡蛋汤

材料

白萝卜 250 克，鸡蛋 2 个，蒜 15 克，香油、食用油、淀粉、盐各适量

做法

❶ 白萝卜洗净切丝；鸡蛋打入碗内，搅匀；蒜洗净拍破，剁成蓉。

❷ 食用油烧热，爆香蒜蓉，加入白萝卜丝略炒，加水煮沸5分钟，再入鸡蛋液。

❸ 加盐，淀粉勾薄芡，淋香油即可。

# 核桃仁山药蛤蚧汤

**材料**

核桃仁 30 克，山药 30 克，蛤蚧 1 个，猪瘦肉 200 克，盐 3 克

**做法**

1. 核桃仁、山药均洗净，浸泡；猪瘦肉洗净切块。
2. 蛤蚧除去竹片，刮去鳞片，洗净，浸泡。
3. 将清水放入砂煲内，水沸后加入核桃仁、山药、蛤蚧、猪瘦肉，大火煲沸后，改用小火煲1.5个小时，加盐调味即可。

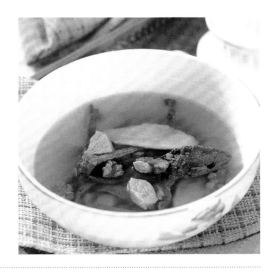

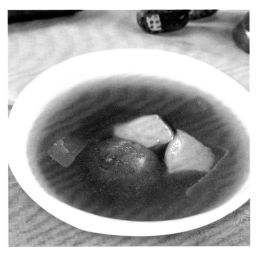

# 罗汉果瘦肉汤

**材料**

罗汉果 1 个，枇杷叶 15 克，猪瘦肉 200 克，盐 3 克

**做法**

1. 罗汉果、枇杷叶洗净，浸泡30分钟；猪瘦肉洗净，切块。
2. 将清水放入瓦煲内，煮沸后加入以上罗汉果、枇杷叶、猪瘦肉，大火煲开后，改用小火煲1个小时，加盐调味即可。

# 苦瓜牛蛙汤

**材料**

苦瓜 200 克，牛蛙 175 克，紫花地丁、蒲公英、鱼腥草、盐、姜丝、枸杞子各适量

**做法**

1. 将苦瓜去籽洗净切厚片，用盐水稍泡；紫花地丁、蒲公英、鱼腥草洗净，装入棉布袋备用。
2. 牛蛙洗净斩块，汆水备用。
3. 锅上火入水、盐、姜丝烧开，入牛蛙、苦瓜、棉布袋煲熟，拣出棉布袋，撒枸杞子。

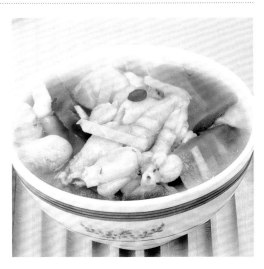

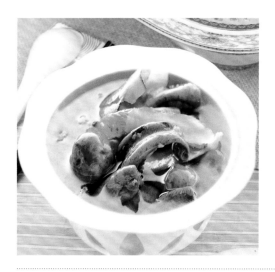

# 土茯苓鳝鱼汤

**材料**

当归 8 克，土茯苓 20 克，赤芍 10 克，鳝鱼 100 克，蘑菇 50 克，盐 4 克，米酒 10 毫升

**做法**

1. 将鳝鱼洗净，切小段；将当归、土茯苓、赤芍、蘑菇洗净，备用。
2. 将鳝鱼、蘑菇、当归、土茯苓、赤芍放入锅中，以大火煮沸后转小火续煮20分钟。
3. 加入盐、米酒即可。

# 山药熟地乌鸡汤

**材料**

熟地 20 克，山茱萸 10 克，山药 15 克，丹皮 10 克，茯苓 10 克，泽泻 10 克，车前子 8 克，乌鸡腿 100 克，盐适量

**做法**

1. 将乌鸡腿剁块，放入沸水中氽烫，捞起，冲净；将乌鸡腿、盐除外的材料洗净。
2. 将乌鸡腿和药材一道盛入煮锅，加适量水以大火煮开，转小火慢炖40分钟。
3. 加入盐调味，滤渣即可。

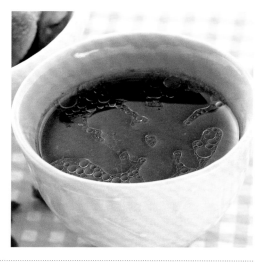

# 苁蓉黄精骶骨汤

**材料**

肉苁蓉、黄精各 15 克，白果 10 克，猪尾骶骨 1 副，胡萝卜半根，盐 4 克

**做法**

1. 猪尾骶骨洗净，入沸水氽烫，切块；胡萝卜削皮洗净，切块；肉苁蓉、黄精洗净。
2. 肉苁蓉、黄精、猪尾骶骨、胡萝卜入锅中，加水盖过材料，大火煮沸，转小火煮30分钟，入白果稍煮，加盐调味即可。

# 芝麻糯米羹

**材料**

熟花生米、杏仁各 30 克，黑芝麻 50 克，糯米 300 克，冰糖适量

**做法**

❶ 糯米、杏仁均洗净泡发；将黑芝麻、杏仁洗净下锅小火炒香，碾碎；熟花生米去外衣，碾碎。

❷ 将糯米洗净冷水下锅大火熬10分钟，放入黑芝麻、杏仁同煮至熟搅拌，放冰糖、熟花生米碎即可。

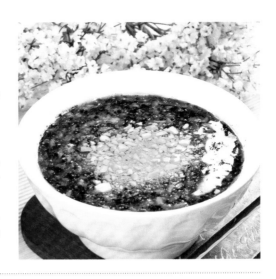

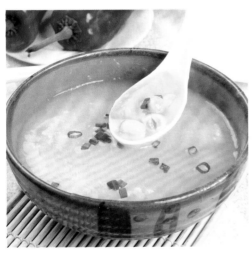

# 莲子菠萝羹

**材料**

莲子 100 克，菠萝半个，白糖、葱花各适量

**做法**

❶ 锅置火上，加入适量清水，入白糖烧开。

❷ 莲子洗净泡发，入糖水锅内煮5分钟，糖水晾凉，捞出莲子，糖水入冰箱冰镇。

❸ 菠萝去皮洗净切成小丁，与莲子一同装入小碗内，浇上冰镇糖水，撒上葱花即可。

# 米酒小汤圆

**材料**

五味子 15 克，小汤圆 150 克，红枣 3 颗，米酒 50 毫升，蛋清、冰糖各适量

**做法**

❶ 锅中加水煮沸，加入洗净的五味子，煎取汤汁，捞去药渣后再倒入小汤圆、洗净的红枣。

❷ 等小汤圆浮上水面，再放米酒、蛋清煮开，放入冰糖调味即可。

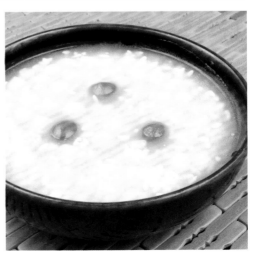

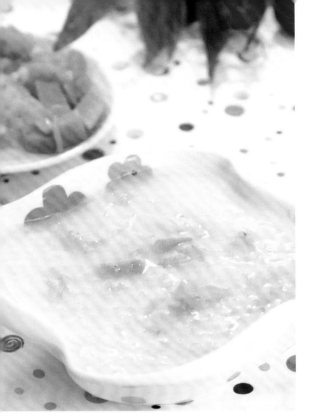

# 百合南瓜粥

**材料**

百合、南瓜各 20 克，大米 90 克，盐 2 克

**做法**

❶ 大米洗净，泡发30分钟后捞起沥干；南瓜去皮洗净，切成小块；百合洗净，削去边缘黑色部分备用。

❷ 锅置火上，注入清水，放入大米、南瓜，用大火煮至米粒开花。

❸ 再放入百合，改用小火煮至粥浓稠时，放入盐调味即可。

**养生功效**

中医上讲鲜百合具有养心安神、润肺止咳的功效，对病后虚弱的人非常有益。南瓜性温，味甘，入脾、胃经，与百合同煮成粥，具有补中益气、养心安神、滋补脾胃的功效。

# 百合葡萄干粥

**材料**

百合 30 克，葡萄干 20 克，大米 100 克，白糖 6 克，香菜叶少许

**做法**

❶ 大米洗净泡发；葡萄干、百合分别洗净。

❷ 锅置火上，注水后，放入大米，用大火煮至米粒绽开。

❸ 放入葡萄干、百合，改用小火煮至粥浓稠时，加入白糖，撒上香菜叶装饰即可。

**养生功效**

葡萄干中的铁和钙含量十分丰富，是儿童、女性及体弱贫血者的滋补佳品，可补气、暖肾，帮助改善贫血。葡萄干内含大量葡萄糖，对心肌有营养作用，有助于冠心病患者的康复。此粥具有补肝肾、益气血、润肺燥的功效。

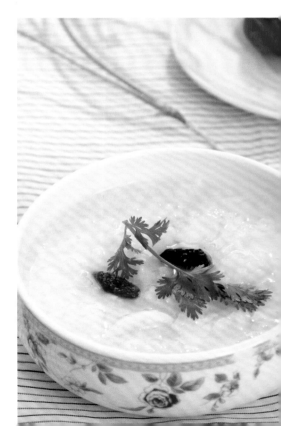

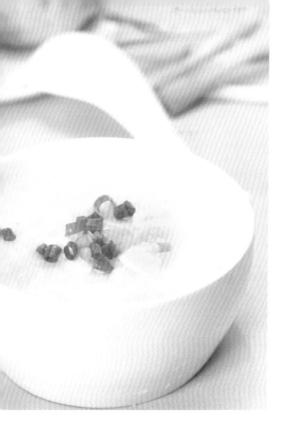

# 鸡蛋糯米梨粥

**材料**

梨 50 克，鸡蛋 1 个，糯米 80 克，蜂蜜适量，葱花少许

**做法**

❶ 糯米洗净，用清水浸泡；梨洗净，去皮、去核，切小块；鸡蛋煮熟去壳，切碎。

❷ 锅置火上，入水，放入糯米煮至七成熟。

❸ 放入梨煮至米粒开花，再放入鸡蛋，加蜂蜜调匀，撒上葱花即可。

**养生功效**

　　梨的果实有蜡质光泽，果皮薄，果肉厚，果核小，肉质细腻，酥脆多汁，甘甜爽口，含多种营养成分，具有生津、止渴、润肺、宽肠、强心、利尿等作用。此粥具有清热润肺、生津止渴、止咳的作用。

# 银耳木瓜羹

**材料**

红枣 2 颗，银耳 50 克，木瓜 50 克，西米 100 克，白糖 20 克

**做法**

❶ 西米洗净泡发，入锅中，加入适量水。将银耳泡发，洗净摘成小朵，放入锅中。

❷ 加进白糖和红枣，拌匀；木瓜去皮、籽，洗净，切块，放入电饭锅中，设定煮粥键，煮至开关跳起即可。

**养生功效**

　　银耳味甘、淡，性平，无毒，既有补脾开胃的功效，又有益气清肠、滋阴润肺的作用。既能增强人体免疫力，又可增强肿瘤患者对放疗、化疗的耐受力。本品具有补血养阴、润肺止渴、美颜润肤的功效。

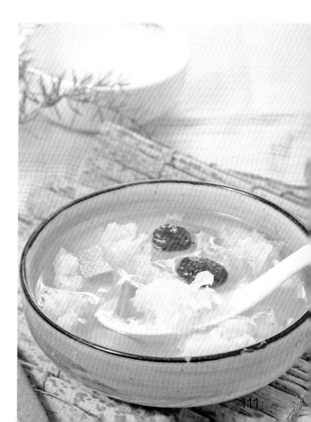

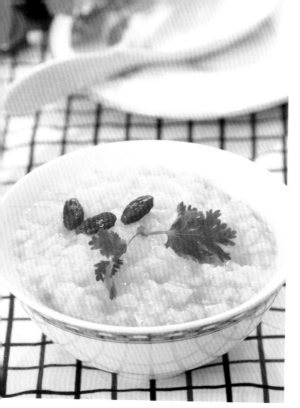

# 竹叶生地粥

**材料**

竹叶、生地各适量，枸杞子10克，大米100克，盐2克，香菜叶少许

**做法**

❶ 大米洗净泡发；竹叶、生地均洗净，加适量清水熬煮，滤出渣叶，取汁待用；枸杞子洗净备用。

❷ 锅置火上，加适量水，入大米，以大火煮开，再倒入已经熬煮好的汁液、枸杞子。

❸ 小火煮至粥呈浓稠状，调入盐拌匀，撒上香菜叶装饰即可。

**养生功效**

竹叶有清热除烦、生津利尿的功效，可治热病烦渴、面赤、小便短赤。生地有养阴生津的功效，用于津伤口渴、内热消渴，治温病伤阴、肠燥便秘。此粥可清热凉血、养阴生津。

# 桂枝莲子粥

**材料**

桂枝20克，莲子30克，大米100克，白糖5克，葱花少许

**做法**

❶ 大米淘洗干净，用清水浸泡；桂枝洗净切小段；莲子洗净备用。

❷ 锅置火上，注入清水，放入大米、莲子、桂枝熬煮至米烂。

❸ 放入白糖稍煮，调匀，撒上葱花即可。

**养生功效**

桂枝味辛、甘，性温，入肺、心、膀胱经，是主治里寒常用的温里药，具有补元阳、通血脉、暖脾胃之功效。莲子味苦，有清热、固精、安神、强心的功效。此粥具有助阳解表、温通经络的作用。

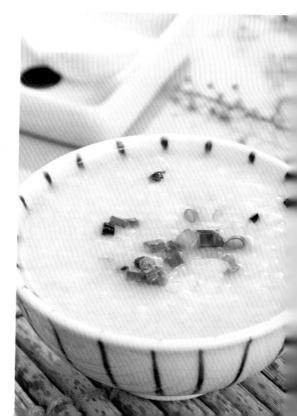

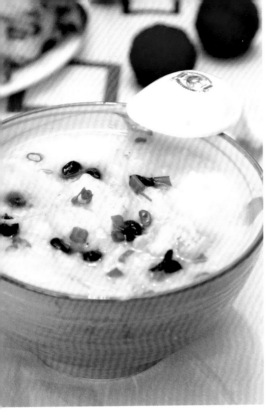

# 豆豉鲫鱼粥

**材料**

豆豉20克，鲫鱼500克，大米95克，盐、葱花、姜丝、料酒、香油各适量

**做法**

❶ 大米淘洗干净，用清水浸泡；鲫鱼洗净后，去骨，取肉切片，用料酒腌渍去腥。

❷ 锅置火上，放入大米，加适量清水煮至五成熟。

❸ 放入鲫鱼肉、豆豉、姜丝煮至米粒开花，加盐、香油调匀，撒上葱花即可。

**养生功效**

鲫鱼药用价值极高，性平味甘，入胃、肾经，具有和中补虚、除赢、温胃进食、补中益气之功效。此品可散寒解表、健脾暖胃、通脉下乳。

# 冬瓜白果姜粥

**材料**

白果、芡实各30克，大米100克，冬瓜80克，高汤、盐、胡椒粉、姜末、葱各适量

**做法**

❶ 白果去壳、皮，洗净；芡实洗净；冬瓜去皮洗净，切小块；大米洗净，泡发；葱洗净，切花。

❷ 锅置火上，注入水后，放入大米、白果、芡实，用大火煮至米粒完全开花。

❸ 入冬瓜、姜末、高汤，改小火煮至粥成，加盐、胡椒粉调入味，撒上葱花即可。

**养生功效**

白果营养丰富，可益肺气、治咳喘、止带虫、缩小便、护血管、增加血流量、疗带下白浊等，具有良好的医用效果和食疗作用。

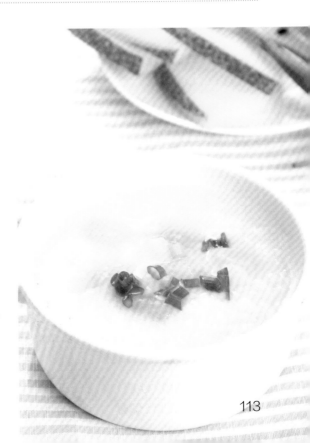

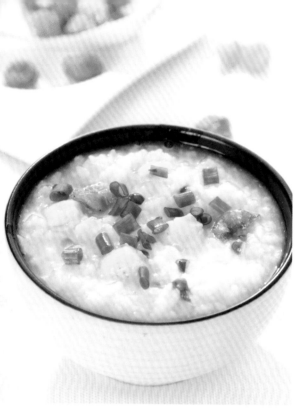

# 桂圆莲芡粥

## 材料

桂圆肉、莲子、芡实各适量，大米 100 克，盐 2 克，葱少许

## 做法

❶ 大米洗净泡发；芡实、桂圆肉洗净；莲子洗净，挑去莲心；葱洗净，切花。

❷ 锅置火上，注水后，放入大米、芡实、莲子，用大火煮至米粒开花。

❸ 再放入桂圆肉，改用小火煮至粥成闻见香味时，放入盐入味，撒上葱花即可。

## 养生功效

桂圆性温，味甘，具有良好的补气血、益智宁心、安神定志的功效，可用于心脾虚损、气血不足所致的失眠等症。此粥可养心安神、补肾健脾、缩尿止遗。

# 韭黄蚌仔羹

## 材料

蚌仔 90 克，韭黄 50 克，黑木耳 50 克，鸡蛋 1 个，盐 3 克，水淀粉、生姜、葱花各 5 克

## 做法

❶ 蚌仔洗净去壳取肉，切丝；韭黄洗净切段；生姜洗净去皮切丝；黑木耳泡发洗净，切丝。

❷ 水沸入蚌仔、黑木耳、韭黄，大火煮沸。

❸ 调入水淀粉勾成芡后，调入鸡蛋液拌匀，呈现蛋花时，加盐、葱花、生姜丝即可。

## 养生功效

韭菜隔绝光线，完全在黑暗中生长，因无阳光供给，不能进行光合作用，合成叶绿素，就会变成黄色，称之为"韭黄"，具健胃、提神、止汗固涩、补肾助阳、固精等功效。本品具有升阳补肾、涩精止遗、滋阴补虚的功效。

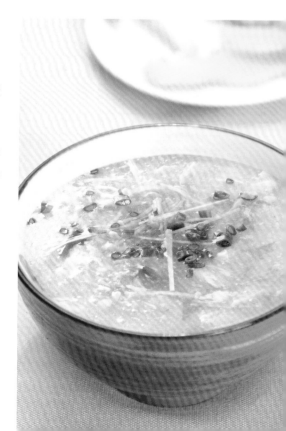

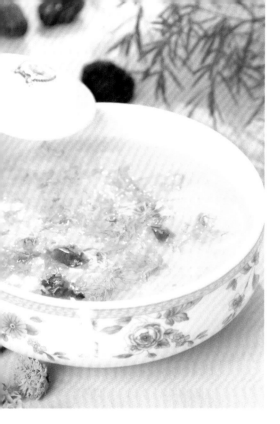

# 红枣菊花羹

**材料**

菊花瓣少许，大米 100 克，红枣 3 颗，红糖 5 克

**做法**

❶ 大米淘洗干净，用清水浸泡；菊花瓣洗净备用；红枣洗净，去核备用。

❷ 锅置火上，加适量清水，放入大米、红枣，煮至九成熟。

❸ 最后放入菊花瓣煮至米粒开花，羹浓稠时，加红糖调匀便可。

**养生功效**

　　菊花味甘、苦，性微寒，有散风清热、清肝明目等作用，对口干、火旺、目涩，或由风、寒、湿引起的肢体疼痛、麻木等症均有一定的疗效，主治感冒风热，头痛病等症。本品具有清肝明目、养血健脾、养血和胃等功效。

# 山楂冰糖羹

**材料**

山楂 30 克，大米 100 克，冰糖 5 克

**做法**

❶ 大米洗净，放入清水中浸泡30分钟；山楂洗净。

❷ 锅置火上，放入大米，加适量清水煮至七成熟。

❸ 放入山楂煮至米粒开花，放入冰糖煮溶后调匀即可食用。

**养生功效**

　　山楂具有降血脂、降血压、强心、抗心律不齐等作用，同时，山楂也是健脾开胃、消食化滞、活血化淤的良药。对胸膈痞满、疝气、血淤、闭经等症有很好的疗效。此汤具有消食开胃、疏肝理气、养阴生津的功效。

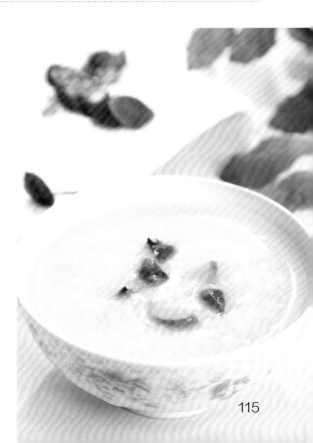

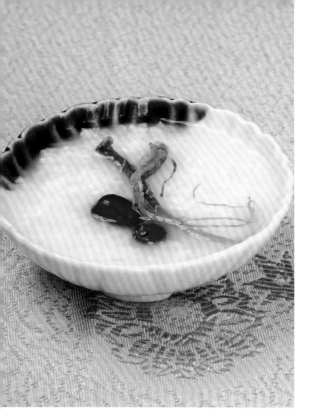

# 人参红枣羹

**材料**

人参 5 克，大米 50 克，红枣 2 颗，白糖适量

**做法**

❶ 人参洗净，大米、红枣洗净泡发。

❷ 砂锅中放入人参，加清水煮沸，转入小火煎煮15分钟，滤去残渣，保留人参的汤汁备用。

❸ 加大米和红枣，续煮至变稠即可熄火。起锅前，加入适量白糖。

**养生功效**

　　人参自古以来就拥有"百草之王"的美誉，人参的肉质根为著名强壮滋补药，适用于调整血压、恢复心脏功能、调节神经衰弱及身体虚弱等症，也有祛痰、健胃、利尿、兴奋等功效。本品具有调补阴阳、健脾养血等功效。

# 糯米莲子羹

**材料**

莲子 30 克，糯米 100 克，枸杞子 10 克，山药丁、蜂蜜各少许

**做法**

❶ 将糯米、莲子、枸杞子洗净后，用清水浸泡1个小时。

❷ 把糯米、莲子、枸杞子、山药丁放入锅内，加适量清水，置火上煮粥。

❸ 煮至莲子熟后，加入蜂蜜调匀便可。

**养生功效**

　　莲子善于补五脏不足，通利十二经脉气血，使气血畅而不腐，莲子所含氧化黄心树宁碱对鼻咽癌有抑制作用，这一切，构成了莲子的营养保健功能。此品可滋阴清热，可用于治疗口腔溃疡及食欲不振、湿热泄泻等症。

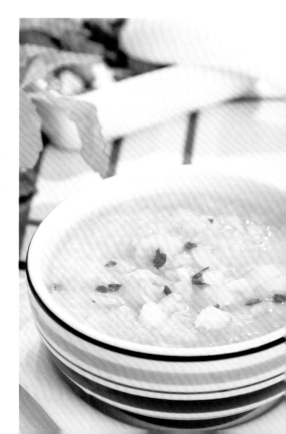

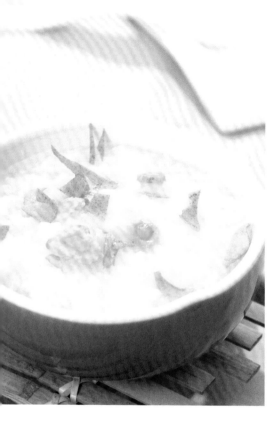

# 梨皮沙参粥

**材料**

北沙参 20 克，梨皮 20 克，大米 100 克，白糖适量

**做法**

❶ 大米洗净泡发；梨皮洗净；北沙参洗净。

❷ 锅置火上，注水后，放入大米，用大火煮至米粒开花。

❸ 放入梨皮、北沙参，改用小火煮至粥能闻见香味时，放入白糖调味即可。

**养生功效**

　　梨皮具有清心、润肺、降火、生津、补肾、滋阴的功效。北沙参可清热养阴、润肺止咳，主治气管炎、百日咳、肺热咳嗽、咯痰黄稠。此品有解毒利咽、补肺健脾、润燥止渴的功效。

# 核桃仁粥

**材料**

花生仁、核桃仁、黑芝麻各 20 克，白糖 4 克，杏仁、决明子各 8 克，绿豆、小米各 50 克

**做法**

❶ 小米、绿豆洗净泡发；花生仁、核桃仁、杏仁、决明子、黑芝麻均洗净。

❷ 锅置火上，加入适量清水，放入小米、绿豆、花生仁、核桃仁、杏仁、决明子、黑芝麻，开大火煮开。

❸ 转中火煮至粥浓稠，调入白糖拌匀即可。

**养生功效**

　　核桃仁中含有较多的蛋白质和人体必需的不饱和脂肪酸，这些成分有非常好的补脑效果，能滋养脑细胞，增强脑功能，还可有效防止动脉硬化，降低胆固醇。

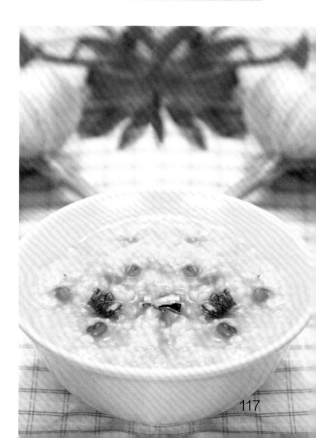

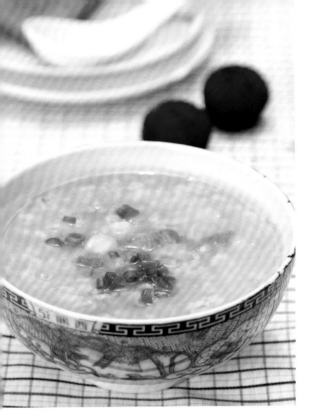

# 椰汁薏米羹

## 材料

薏米 80 克，椰汁 50 毫升，玉米粒、胡萝卜、豌豆各 15 克，冰糖、葱花各适量

## 做法

❶ 薏米洗净后泡发；玉米粒、豌豆洗净；胡萝卜去皮洗净，切丁。

❷ 锅置火上，注入水，加入薏米煮至米粒开花后，加入玉米粒、胡萝卜、豌豆同煮。

❸ 煮至米粒软烂时，加入冰糖煮至溶化，待凉时，加入椰汁，撒上葱花即可食用。

## 养生功效

　　薏米因含有多种维生素和矿物质，有促进新陈代谢和减少胃肠负担的作用，可作为病中或病后体弱患者的补益食品，具有利水、健脾、除痹、清热排脓的功效。此品可健脾渗湿、清热排脓。

# 莲子芡实猪心粥

## 材料

莲子 10 克，芡实 15 克，桂圆肉 10 克，猪心 50 克，红枣 3 颗，大米 150 克，姜丝、盐、香油、葱花各适量

## 做法

❶ 大米洗净，泡好；猪心洗净，切片；桂圆肉、红枣、芡实洗净；莲子洗净浸泡。

❷ 锅中注水，下入大米煮沸，放入除调味料外的剩下材料，转中火熬煮。

❸ 小火熬煮成粥，调入盐，淋上香油，撒上葱花、姜丝即可。

## 养生功效

　　猪心是补益食品，常用于心神异常之病变，配合镇心化痰之药应用，效果明显，适宜心虚多汗、自汗、惊悸恍惚、怔忡之人食用。

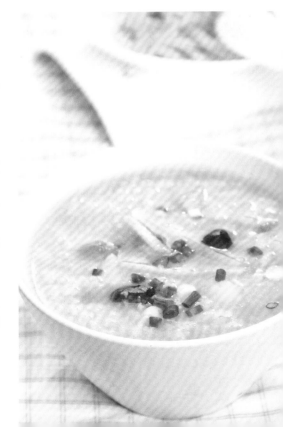

# 防己黄芪粥

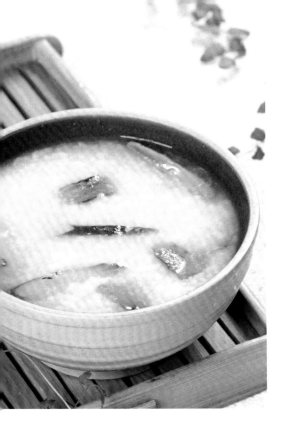

**材料**

防己10克，黄芪12克，白术6克，甘草3克，大米50克

**做法**

❶ 将防己、黄芪、白术、甘草洗净，一起放入锅中，加入适量的清水，至盖过所有的材料为止；大米淘洗干净备用。

❷ 锅中材料用大火煮沸后，再用小火煎煮30分钟左右。

❸ 加入大米煮成粥即可。

**养生功效**

　　防己可行水、泻下焦湿热、消肿、治湿热脚气、手足挛痛、癣疥疮肿，用于小便不利、湿疹疮毒、风湿痹痛。此粥可补血健脾、利水消肿、祛湿减肥。用于肥胖症、水肿尿少、体虚者的辅助治疗。

# 鸭蛋银耳粥

**材料**

银耳20克，鸭蛋1个，大米80克，白糖5克，山药丁50克，香油、米醋、葱花各适量

**做法**

❶ 大米淘洗干净，放入清水中浸泡；鸭蛋煮熟后切碎；银耳泡发洗净后撕成小朵。

❷ 锅置火上，入水，放入大米煮至五成熟。

❸ 入银耳、山药丁，煮至粥将成，入鸭蛋，加白糖、香油、米醋煮至粥稠，撒上葱花即可。

**养生功效**

　　银耳味甘、淡，性平，无毒，既有补脾开胃的功效，又有益气清肠、滋阴润肺的作用。既能增强人体免疫力，又可增强肿瘤患者对放疗、化疗的耐受力。银耳富有天然植物性胶质，可润肺生津、和中益气。

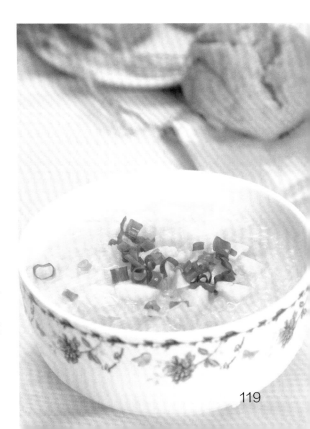

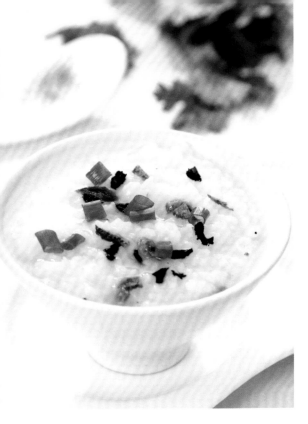

# 黄精陈皮粥

**材料**

黄精、陈皮各 4 克，大米 100 克，白糖 8 克，葱花少许

**做法**

❶ 黄精洗净；陈皮洗净，浸泡发透后，切成段；大米洗净泡发。

❷ 锅置火上，注入适量清水后，放入大米，用大火煮至米粒开花。

❸ 放入黄精、陈皮，用小火熬至粥成闻见香味时，放入白糖调味，再撒上葱花即可。

**养生功效**

　　黄精性味甘甜，食用爽口，其肉质根状茎肥厚，含有大量淀粉、糖分、脂肪、蛋白质、胡萝卜素、维生素和多种其他营养成分，可补中益气、润心肺、强筋骨。此粥具有滋阴补肾、补润心肺、行气健脾的功效。

# 沙参竹叶粥

**材料**

沙参 15 克，竹叶 10 克，大米 100 克，白糖、香菜叶各少许

**做法**

❶ 竹叶洗净，倒入一碗水熬至半碗，去渣待用；沙参、香菜叶洗净；大米洗净泡发。

❷ 锅置火上，注水后，放入大米用大火煮至米粒绽开。

❸ 倒入熬好的竹叶汁，放沙参，改用小火煮至粥成闻见香味时，放入白糖调味，撒上香菜叶即可。

**养生功效**

　　沙参所含的膳食纤维、钙、胡萝卜素、磷、烟酸、维生素 A、维生素 C 与同类食物相比高于平均值，可清热养阴、润肺止咳。此粥可滋阴润肺、清心火、利小便、除烦热。

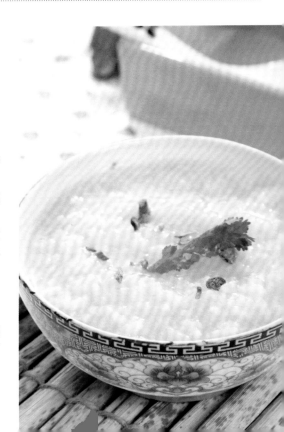

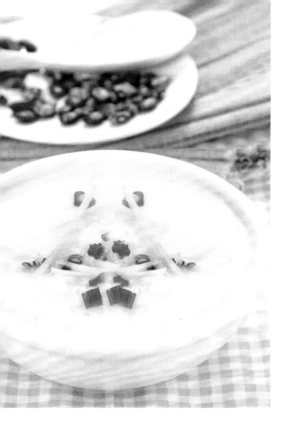

# 花椒生姜粥

**材料**

花椒、生姜各适量，大米 100 克，盐 2 克，
葱花少许

**做法**

❶ 大米浸泡30分钟后捞出沥干水分，备用；
生姜去皮，洗净，切丝；花椒稍微冲洗一
下备用。

❷ 锅置火上，倒入清水，放入大米，以大火
煮开，再用中火慢煮至浓稠。

❸ 加入花椒、姜丝同煮至各材料均熟且粥稠
冒泡时，调入盐拌匀，撒上葱花即可。

**养生功效**

　　生姜在中医药学里具有发表、止呕、止咳
等功效。花椒可促进唾液分泌，增加食欲，使
血管扩张，从而起到降低血压的作用。此粥可
健胃宣肺、发汗解表、解热止痛。

# 猪瘦肉豌豆粥

**材料**

豌豆 30 克，猪瘦肉 100 克，大米 80 克，盐、
姜末、葱花各适量

**做法**

❶ 豌豆洗净；猪瘦肉洗净，剁成末；大米淘
净，用水浸泡30分钟。

❷ 大米入锅，加清水烧开，改中火，放姜
末、豌豆煮至米粒开花。

❸ 再放入猪瘦肉，改小火熬至粥浓稠，调入
盐与葱花即可。

**养生功效**

　　豌豆味甘，性平，归脾、胃经，具有益中
气、利小便、消痈肿之功效。对脚气、乳汁不
通、脾胃不适、心腹胀痛等病症，有一定的食
疗作用。本粥有益气补中、调和阴阳的作用。

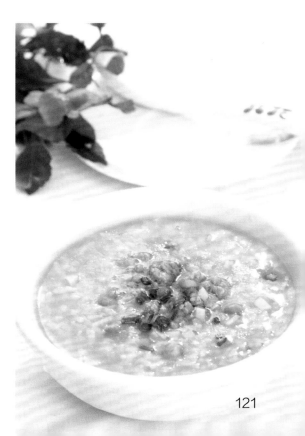

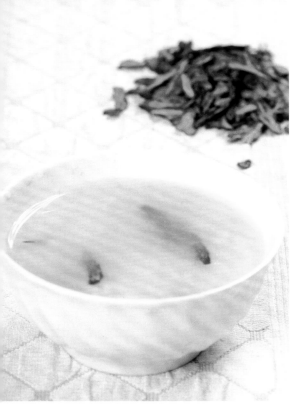

# 黄连白头翁粥

**材料**

黄连 10 克，白头翁 30 克，大米 30 克

**做法**

① 将黄连、白头翁洗净，入砂锅，水煎，去渣取汁。

② 另起锅，加清水400毫升，大米洗净入锅，煮至米粒开花。

③ 加入药汁与两片黄连，煮成粥即可。

**养生功效**

　　黄连可清热燥湿、泻火解毒，用于湿热痞满、呕吐吞酸、泻痢、黄疸、高热神昏、心火亢盛、心烦不寐、血热吐衄、目赤、牙痛、痈肿疔疮。此粥有凉血消肿、利尿散结的功效。

# 白术猪肚粥

**材料**

白术 20 克，升麻 10 克，猪肚 100 克，大米 80 克，盐 3 克，葱花 5 克

**做法**

① 大米淘净，浸泡30分钟后，捞起沥干水分；猪肚洗净，切条；白术、升麻洗净，煎取药汁备用。

② 大米入锅，加入适量清水，以大火烧沸，下入猪肚、药汁，转中火熬煮。

③ 待米粒开花，改小火熬煮至粥浓稠，加盐调味，撒上葱花即可。

**养生功效**

　　白术具有健脾益气、燥湿利水、止汗、安胎的功效，用于脾虚食少、腹胀泄泻、水肿、自汗、胎动不安。此品可补脾益气、渗湿止痛。

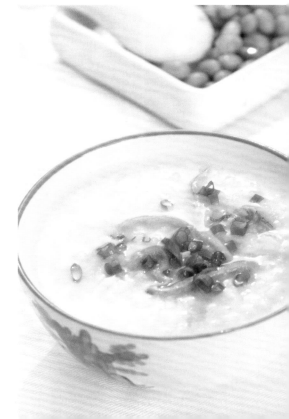

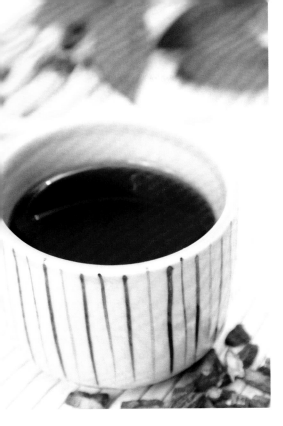

# 北沙参保健茶

**材料**

北沙参 20 克，丹参、何首乌各 10 克，白糖少许

**做法**

❶ 将北沙参、丹参、何首乌洗净放入砂锅，加水1000毫升。

❷ 煎沸15分钟，滤渣取汁倒入茶杯。

❸ 加放白糖，搅匀待温饮用。每日1剂，分2次饮服。

**养生功效**

北沙参味甘甜，是临床常用的滋阴药，养阴清肺，祛痰止咳，益胃生津。用于肺热燥咳、劳嗽痰血、热病津伤口渴。这道茶饮具有益气生津、滋阴凉血、养心安神的功效。

# 紫苏茶

**材料**

紫苏叶 15 克，红糖 10 克

**做法**

❶ 将紫苏叶清洗干净放入锅中，加适量水至淹过紫苏叶。

❷ 以大火煮沸后再转小火煮10分钟左右。

❸ 加入红糖即可饮用。

**养生功效**

紫苏叶味辛，性温，归肺、脾经，具有散寒解表、宣肺止咳、理气和中、安胎、解毒的功效，主治外感风寒、恶寒发热、头痛无汗、咳嗽气喘、脘腹胀满、呕恶腹泻等。本品具有散寒解表、温中理气、增强免疫力等功效。

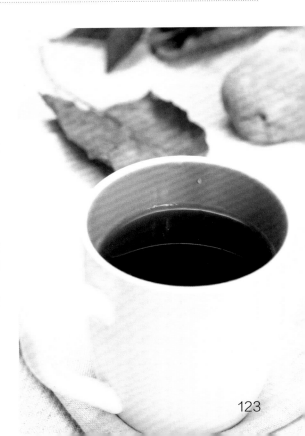

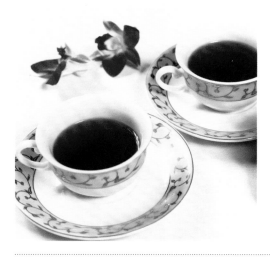

# 罗汉三宝茶

**材料**

贡菊 10 朵，枸杞子 8 克，罗汉果 1 个，红茶包 1 包，红枣 3 颗，冰糖适量

**做法**

❶ 将贡菊、枸杞子洗净；罗汉果洗净，掰成小块。

❷ 贡菊、枸杞子、罗汉果、红枣、红茶包、冰糖一起放入锅中，加水后煲20分钟。

❸ 将煮好的茶倒入茶杯即可饮用。

# 玉竹西洋参茶

**材料**

玉竹 20 克，西洋参 3 片，蜂蜜适量

**做法**

❶ 先将玉竹和西洋参洗净放入杯中，倒入沸水200毫升，加盖冲泡30分钟。

❷ 滤去渣，留取茶水。

❸ 待温凉后加入蜂蜜，拌匀即可。

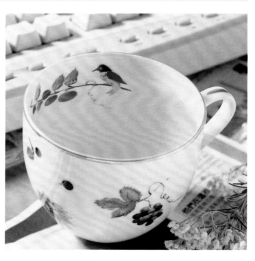

# 奶香杏仁露

**材料**

杏仁粉 20 克，鲜奶 200 毫升，白糖适量

**做法**

❶ 将鲜奶倒入耐高温的杯中，用微波炉加热1分钟左右。

❷ 取出鲜奶，将杏仁粉加入鲜奶中，并加适量白糖拌匀。

❸ 待温度适中，即可饮用。

# 麻黄饮

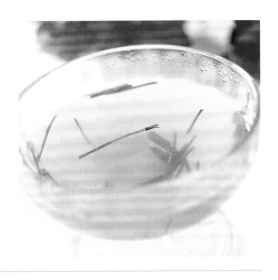

**材料**

麻黄 9 克，生姜 30 克

**做法**

❶ 麻黄、生姜用清水冲洗干净，并将生姜去皮切成片状。

❷ 加适量的水煎煮 30 分钟,将煮好的茶倒入茶杯中。

❸ 待温凉后即可饮用。

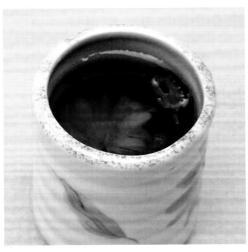

# 菊花山楂饮

**材料**

菊花 10 克，山楂 15 克，红茶包 1 袋

**做法**

❶ 将菊花、山楂洗净，与红茶包一起加 600 毫升水，煮沸。

❷ 待茶沸腾后，转小火再续煮 10 分钟左右，关火。

❸ 倒入杯中，待稍凉后即可饮用。

# 莲子心香附茶

**材料**

莲子心 3 克，香附 5 克

**做法**

❶ 将莲子心、香附用适量清水冲洗干净，倒入锅中。

❷ 加 350 毫升水煮，水开后转小火慢煮。

❸ 小火煮至约剩 250 毫升，取茶饮用，不必久煮久熬。

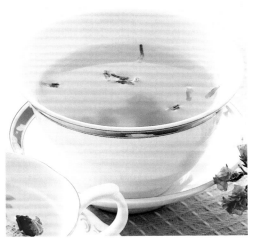

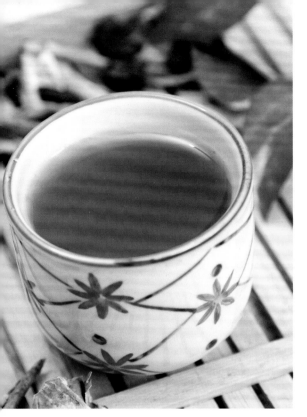

# 五味子山茱萸茶

### 材料
五味子 5 克，山茱萸、何首乌各 5 克，山楂 3 克，白糖少许

### 做法
1. 将五味子、山茱萸、何首乌、山楂洗净，放入砂锅，加1000毫升水。
2. 煎沸15分钟，取汁倒入茶杯。
3. 放白糖，搅匀待温饮用。每日1剂。

### 养生功效
　　五味子可收敛固涩，益气生津，补肾宁心。用于久咳虚喘、梦遗滑精、尿频、久泻不止、自汗、盗汗、津伤口渴、短气脉虚、内热消渴、心悸失眠。本品具有补肾健脾、固精敛汗、缩尿止遗、增强免疫力等功效。

# 灵芝蜂蜜茶

### 材料
灵芝 5 克，蜂蜜少许

### 做法
1. 将灵芝用水清洗干净，加600毫升水，煮至沸腾。
2. 待沸腾后转小火再煮10分钟，去渣留汁。
3. 待茶稍温，加入蜂蜜调匀即可饮用。

### 养生功效
　　灵芝味甘苦，性平，归心、肺、肝、脾经，可养心安神、理气化淤、滋肝健脾，主治虚劳体弱、神疲乏力、心悸失眠、头目昏晕、久咳气喘、食少纳呆。本品具有调和阴阳、益气补虚、养心安神等功效。

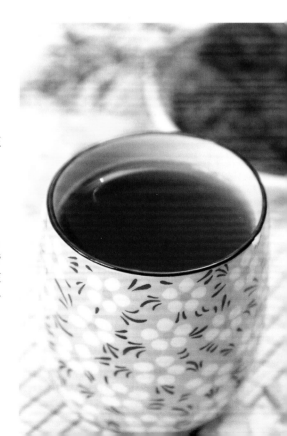

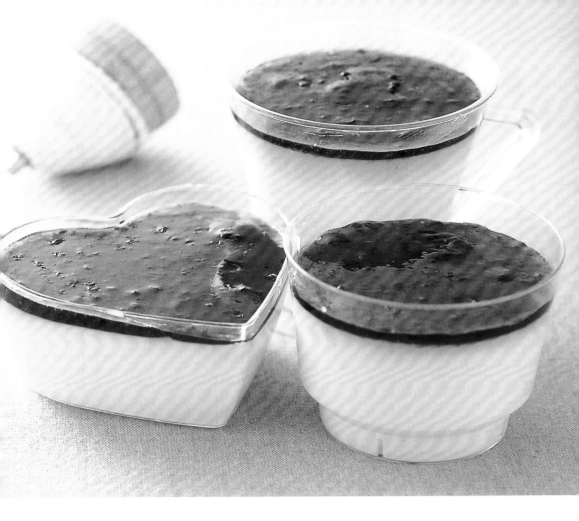

# 山茱萸覆盆子奶酪

**材料**

山茱萸、覆盆子果酱、吉利丁片、鲜奶、鲜奶油、冰糖各适量

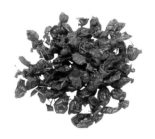

**山茱萸：** 补益肝肾，收敛固涩

**做法**

❶ 山茱萸洗净，加适量水煎煮，滤汁；吉利丁片洗净泡软，沥干。

❷ 鲜奶和鲜奶油、冰糖放入锅中，用小火加热至80℃，熄火后加入吉利丁片拌至溶化，冷却到快要凝结时，倒入模型中，再放入冰箱凝固定型，即成奶酪。

❸ 将备好的汤汁和覆盆子果酱一起煮匀后熄火，分别淋在奶酪上即可。

**养生功效**

山茱萸成熟果实为中药，用于眩晕耳鸣、腰膝酸痛等症。本品可益肾固精、缩尿止遗。

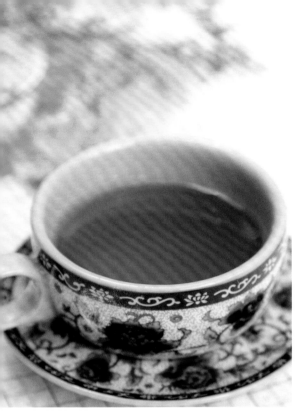

# 灵芝麦冬茶

**材料**

灵芝、玉竹、麦冬各适量，蜂蜜少许

**做法**

❶ 将灵芝、玉竹、麦冬清洗干净，加600毫升水，煮沸。

❷ 待沸腾后小火再煮10分钟，滤渣取汁。

❸ 加入蜂蜜调匀即可饮用。

**养生功效**

　　麦冬，又名沿阶草、书带草、麦门冬、寸冬，为百合科沿阶草属多年生常绿草本植物。麦冬可养阴生津、润肺止咳，用于肺胃阴虚之津少口渴、干咳咯血、心阴不足之心悸易惊及热病后期热伤津液等症。本品具有平衡阴阳、滋阴润肺、补气健脾、美白护肤等功效。

# 大黄绿茶

**材料**

大黄、绿茶各 4 克，淡竹叶 10 克

**做法**

❶ 将大黄、淡竹叶和绿茶三者洗净混合放进杯内。

❷ 往杯内加入600毫升左右的沸水。

❸ 盖上杯盖闷20分钟，滤去渣后即可饮用。

**养生功效**

　　大黄具有泻热通便功效，用于胃肠实热积滞、大便秘结、腹部胀满、疼痛拒按，甚至高热不退、神昏谵语，如大承气汤；或脾阳不足之冷积便秘，如温脾汤。此品可清热泻火、峻下热结，可用来治疗体内热甚、便秘燥结、腹胀腹痛不能按者。

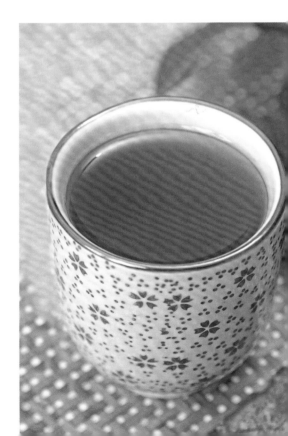

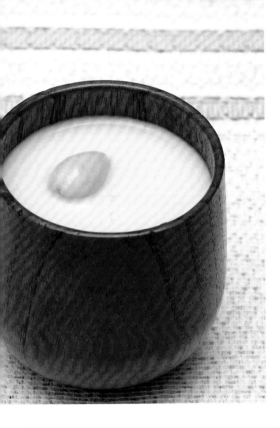

# 白果蒸鸡蛋

### 材料
白果 2 颗，鸡蛋 2 个，盐 2 克

### 做法
1. 白果洗净剥皮；鸡蛋打入碗内，加盐搅匀，加水调成蛋汁，滤去浮沫，加白果。
2. 锅中加水，待水滚后转中小火隔水蒸蛋，每隔3分钟左右掀一次锅盖，让蒸汽溢出，保持蛋面不起气泡，约蒸15分钟即可。
3. 可酌加猪肉片等配料同蒸，但不宜搭配海鲜，否则反使咳嗽加重。

### 养生功效
　　白果营养丰富，对于益肺气、治咳喘、止带虫、缩小便、平皱皱、护血管、增加血流量等具有良好的医用效果和食疗作用。此品可补气养肺、润燥止咳、祛痰利便。

# 山楂茯苓茶

### 材料
茯苓 10 克，槐花 6 克，新鲜山楂 30 克，冰糖适量

### 做法
1. 将新鲜山楂洗净去核捣烂，连同洗净的茯苓、槐花一起放入锅中。
2. 煮沸10分钟左右滤去渣。
3. 加入冰糖少许，搅拌均匀，温服。

### 养生功效
　　山楂具有降血脂、降血压、强心、抗心律不齐等作用，同时，山楂也是健脾开胃、消食化滞、活血化淤的良药。对疝气、血淤、闭经等症有很好的疗效，可用于食少腹胀、脾胃代谢差的肥胖患者的辅助治疗。

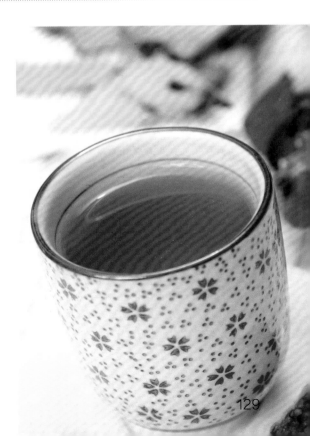

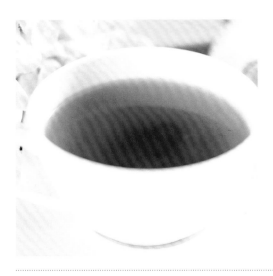

# 桑白杏仁茶

**材料**

桑白皮 10 克，南杏仁 10 克，绿茶 12 克，冰糖 20 克

**做法**

❶ 将南杏仁用清水洗干净，打碎。

❷ 将桑白皮、绿茶洗干净，加水与南杏仁煎汁，去渣。

❸ 加入冰糖溶化，即可饮服。

# 麦冬竹叶茶

**材料**

麦冬 15 克，淡竹叶 10 克，绿茶 3 克

**做法**

❶ 将麦冬、淡竹叶洗净，和绿茶三者混合放进杯内。

❷ 往杯内加入600毫升左右的沸水。

❸ 盖上杯盖闷20分钟即可饮用。

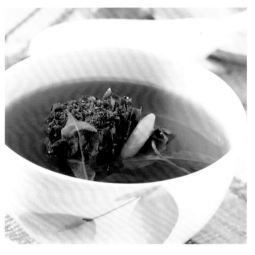

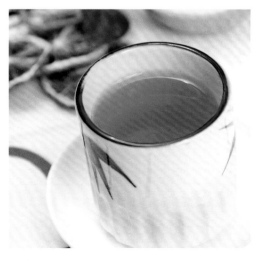

# 乌梅竹叶绿茶

**材料**

淡竹叶 12 克，玄参 10 克，乌梅 5 颗，绿茶 1 包

**做法**

❶ 将玄参、淡竹叶和绿茶包、乌梅洗净一起放进杯内。

❷ 往杯内加入600毫升左右的沸水。

❸ 盖上杯盖闷20分钟，滤去渣后即可饮用。

# 薏米黄芩饮

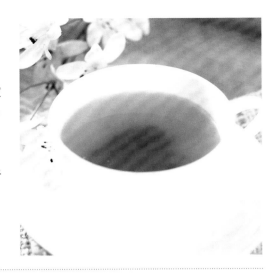

**材料**

薏米 30 克，升麻 10 克，黄芩 10 克，地骨皮 15 克，枳壳 8 克，牛蒡子 10 克，生地 15 克，蜂蜜适量

**做法**

❶ 将薏米、升麻、黄芩、地骨皮、枳壳、牛蒡子、生地均冲洗干净备用。

❷ 锅上火入水，将药材下入煮20分钟即可。

❸ 过滤药渣，调入蜂蜜即可饮用，每日1剂。

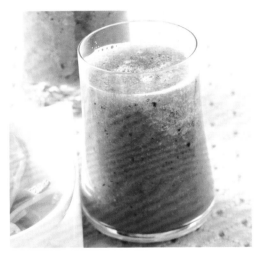

# 厚朴蔬果汁

**材料**

厚朴、苜蓿芽、陈皮各 10 克，菠萝、苹果、梨各 35 克，西芹 30 克

**做法**

❶ 将厚朴、陈皮洗净与清水置入锅中。

❷ 以小火煮沸约2分钟，滤取药汁降温备用。

❸ 西芹、苜蓿芽、菠萝、苹果、梨洗净，切成小丁状，放入榨汁机内搅打均匀，倒入杯中，加入药汁混合即可饮用。

# 麦冬竹茹茶

**材料**

麦冬 10 克，竹茹 8 克，绿茶 3 克，冰糖 10 克

**做法**

❶ 麦冬、竹茹洗净备用。

❷ 将麦冬、竹茹、绿茶放入砂锅中，加400毫升清水。

❸ 煮至水剩约250毫升，再加入冰糖煮至溶化，搅匀即可。

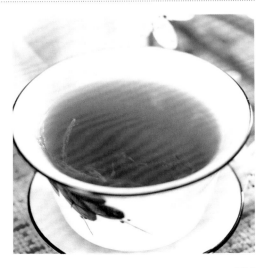

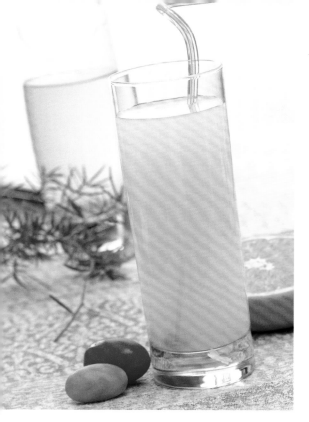

# 百合汁

材料

百合 100 克，椰奶 30 毫升，姜片 15 克，冰糖、冰块各适量

做法

❶ 将百合洗净，用热水煮熟后，以冷水浸泡片刻，沥干备用。

❷ 将百合、姜片、椰奶与冰糖倒入搅拌机中，加350毫升冷开水搅打成汁。

❸ 将汁倒入杯中，加入适量冰块即可。

养生功效

　　百合不仅具有良好的营养滋补之功，而且还对秋季气候干燥而引起的多种季节性疾病有一定的防治作用。中医上讲鲜百合具有养心安神、润肺止咳的功效，对病后虚弱的人非常有益。此品可润肺止咳、宁心安眠，有缓解神经衰弱的功效，能改善睡眠状况。

# 韭菜汁

材料

韭菜籽 8 克，韭菜、芹菜各 100 克，苹果 1 个，柠檬汁少许

做法

❶ 将苹果洗净，去皮，去核；韭菜洗净切段；韭菜籽洗净备用；芹菜洗净，摘掉叶子，以适当大小切块。

❷ 将韭菜籽、韭菜、芹菜、苹果、100毫升凉开水、柠檬汁放入榨汁机一起搅打成汁。

❸ 滤出果肉即可。

养生功效

　　韭菜具有健胃、提神、止汗、固涩等的功效。韭菜汁对痢疾杆菌、伤寒杆菌、大肠杆菌、葡萄球菌均有抑制作用。本品具有补肾壮阳、降低血压的作用，可用于肾虚型遗精、早泄等症。

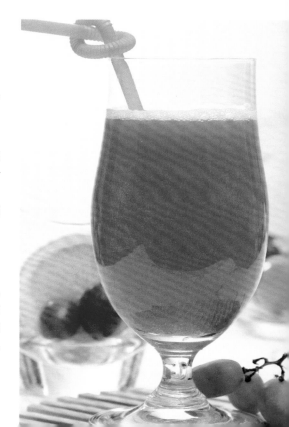

# PART 4

# 冬季养生篇

冬天的3个月，是生机潜伏、万物蛰藏的时令，人应该早睡晚起，避寒就暖，待到日光照耀时起床才好，不要轻易地扰动阳气。冬季寒冷，人体阳气偏虚、阴寒偏盛，要守避寒冷，故养生宜助生阳气，求取温暖，不要使皮肤开泄而令阳气不断地损失，这是适应冬季的气候而保养人体闭藏功能的最佳方法。

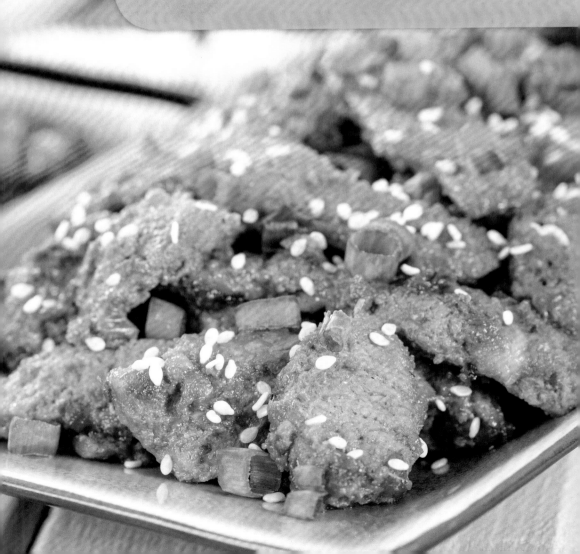

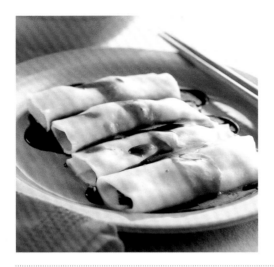

# 熟地双味肠粉

**材料**

红枣、枸杞子、熟地、虾仁、韭菜、猪肉丝、河粉、淀粉、米酒、甜辣酱、无盐酱油各适量

**做法**

1. 药材洗净煎汁；虾仁洗净去肠泥，由背部切开；韭菜洗净切段；淀粉加水拌匀。
2. 猪肉丝、虾仁入米酒、甜辣酱、无盐酱油腌渍15分钟；一片河粉包猪肉丝和韭菜，一片包虾仁和韭菜。河粉卷成直筒蒸熟，药汁上锅加入水淀粉勾芡，淋粉肠上即可。

# 菟杞红枣炖鹌鹑

**材料**

菟丝子、枸杞子各10克，红枣3颗，鹌鹑1只，绍酒、盐、食用油各适量

**做法**

1. 鹌鹑洗净，斩件，入沸水锅中汆烫。
2. 菟丝子、枸杞子、红枣均洗净，用温水浸透，并将红枣去核。
3. 以上材料连同沸水倒进炖盅，加入绍酒，盖上盅盖，隔水先用大火炖30分钟，后用小火炖1个小时，加食用油、盐调味即可。

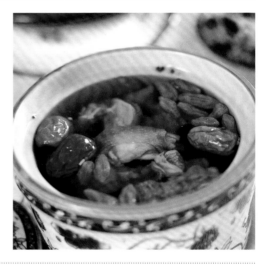

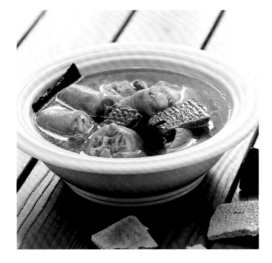

# 龟板杜仲猪尾汤

**材料**

龟板25克，炒杜仲30克，猪尾600克，盐4克

**做法**

1. 猪尾剁段洗净，汆烫捞起，再冲洗干净。
2. 龟板、炒杜仲冲水洗净。
3. 将猪尾、龟板、炒杜仲盛入炖锅，加适量水以大火煮开，转小火炖40分钟，加盐调味即可。

# 何首乌盐水猪肝

**材料**

何首乌 15 克，鲜猪肝 300 克，花椒、大料、盐各适量

**做法**

① 鲜猪肝洗净，切成片；何首乌、花椒洗净。
② 将鲜猪肝放入开水中烫3分钟，捞出洗净。
③ 将何首乌、花椒、大料、盐与鲜猪肝同煮至熟，离火后仍将猪肝在汤里泡2～3个小时，即可食用。

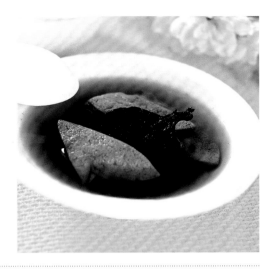

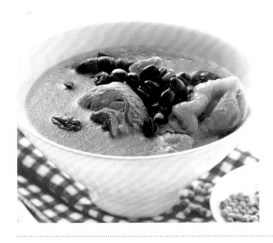

# 巴戟黑豆鸡汤

**材料**

巴戟天 15 克，黑豆 80 克，花椒 15 克，鸡腿 150 克，盐 5 克，红枣 5 颗

**做法**

① 鸡腿剁块，放入沸水中汆烫，捞出洗净。
② 将黑豆淘净，和鸡腿、巴戟天、花椒、红枣一道放入锅中，加水至盖过材料。
③ 以大火煮开，再转小火续炖40分钟，加盐调味即可食用。

# 补骨脂虫草羊肉汤

**材料**

补骨脂、冬虫夏草、山药各 20 克，盐 3 克，红枣 4 颗，枸杞子 15 克，羊肉 300 克，生姜 4 片

**做法**

① 羊肉洗净，切块，用开水汆烫去除膻味。
② 补骨脂、冬虫夏草、山药、枸杞子、红枣、生姜片均洗净。
③ 将上述材料放入锅内，加适量清水，大火煮沸后，改小火煲2个小时，加盐调味即可。

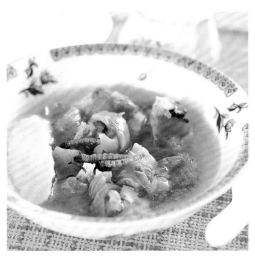

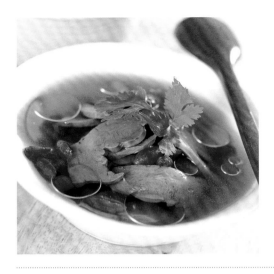

# 枸杞子香菜猪心汤

材料

枸杞子 50 克，川芎 15 克，猪心 200 克，盐、香菜叶、食用油、淀粉、姜丝各适量

做法

① 枸杞子、川芎洗净。

② 猪心切开，洗净后切片，用食用油、淀粉、盐、姜丝调味，腌渍30分钟。

③ 锅内注清水，煮沸后放入食用油、川芎、香菜叶、猪心，煮至猪心熟后再放入枸杞子，加盐调味即可。

# 香菜猪肝汤

材料

酸枣仁、杏仁各10克，猪肝100克，香菜、姜丝、盐、红甜椒丝、食用油各适量，香油 4 毫升

做法

① 将猪肝洗净切条汆水；香菜择洗净切长段备用；酸枣仁、杏仁洗净备用。

② 热锅倒入食用油，放姜丝、红甜椒丝爆香。

③ 下猪肝略炒，倒入水，加入酸枣仁、杏仁、盐，大火烧开，下入香菜段，淋入香油。

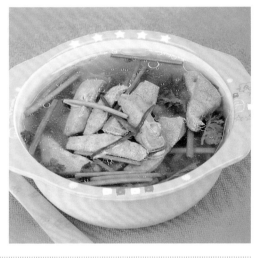

# 椰子杏仁鸭汤

材料

杏仁 20 克，椰子 1 个，鸭肉 45 克，生姜 3 片，盐适量，枸杞子 5 克

做法

① 椰子取汁；杏仁洗净；鸭肉洗净斩块。

② 净锅上火倒入水，下入鸭肉块汆水洗净。

③ 净锅上火倒入椰子汁，下入鸭肉块、杏仁、生姜、枸杞子烧沸煲至熟，调入盐即可。

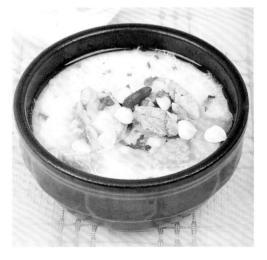

# 甘草蛤蜊汤

**材料**

当归、茯苓、甘草各3克，生姜3片，蛤蜊500克，盐适量

**做法**

① 蛤蜊以少许盐水泡至完全吐出泥沙。

② 锅内入水，将当归、茯苓、甘草洗净后放入锅内，煮至开后改小火煮约25分钟。

③ 放入蛤蜊，煮至蛤蜊张开，加入生姜片及盐调味即可。

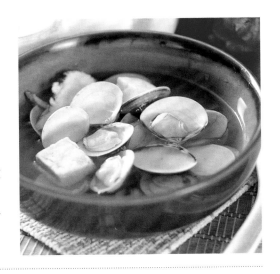

# 莱菔子萝卜汤

**材料**

莱菔子15克，猪尾骨半根，白萝卜1个，玉米1根，盐适量

**做法**

① 猪尾骨洗净后以开水汆烫；莱菔子、白萝卜、玉米均洗净。

② 锅中加清水煮开，放入莱菔子煮沸，加入猪尾骨同煮15分钟。

③ 将白萝卜、玉米切块，加入猪尾骨锅中续煮至熟，加盐调味即可。

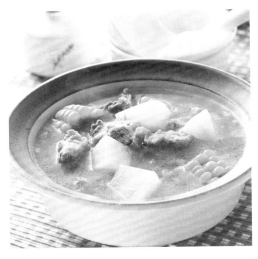

# 鸡内金山药炒甜椒

**材料**

山药150克，鸡内金、天花粉各10克，红甜椒、鲜香菇各60克，玉米粒、毛豆仁各35克，色拉油5毫升，盐适量

**做法**

① 鸡内金、天花粉入棉布袋，煎煮取药汁。

② 山药去皮切片；红甜椒洗净去蒂、籽，切片；鲜香菇洗净切片；锅入色拉油加热，放入以上材料，加入玉米粒、毛豆翻炒2分钟。

③ 入药汁，大火煮约2分钟，加盐调味即可。

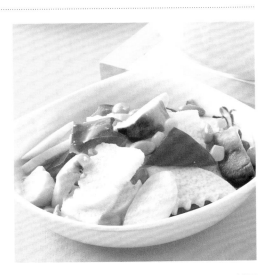

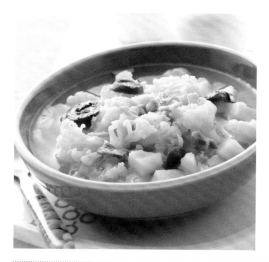

# 山楂土豆汤

材料

山楂、麦冬各8克,菜花200克,土豆150克,
烟熏肉75克,盐、黑胡椒粉各适量

做法

❶ 山楂、麦冬洗净入棉布袋,煎煮取汁。

❷ 菜花洗净,掰成小朵;土豆去皮洗净,切
小块;烟熏肉洗净切小丁。

❸ 菜花和土豆入锅中,倒入药汁以大火煮
沸,转小火续煮15分钟至土豆变软;加入
烟熏肉及调味料,再次煮沸后关火即可。

# 丹参红枣乌鸡汤

材料

丹参15克,红枣10颗,红花2.5克,杏仁5
克,乌鸡腿1只,盐4克

做法

❶ 丹参洗净,打碎;红花洗净润透;乌鸡腿
洗净,切块;红枣、杏仁洗净。

❷ 乌鸡腿块放入蒸盆内,加入所有材料,再
加入300毫升清水。

❸ 把蒸盆置蒸笼内,用大火蒸50分钟即可。

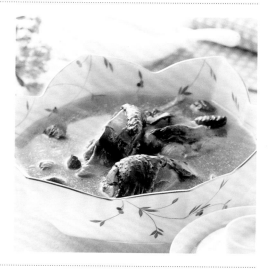

# 三七郁金炖乌鸡

材料

三七6克,郁金9克,乌鸡300克,绍酒、
蒜片各适量,姜片、葱段各5克,盐3克

做法

❶ 三七洗净,打碎;郁金洗净,润透,切
片;乌鸡洗净,切块。

❷ 乌鸡块入蒸盆内,加姜片、葱段、蒜片、
绍酒、盐、三七和郁金,再加入适量水。

❸ 蒸盆置于蒸笼内,用大火蒸50分钟即可。

# 五胡鸭

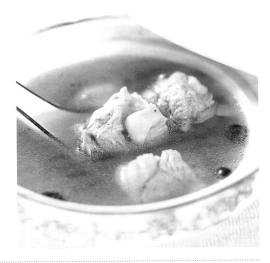

**材料**

五灵脂 10 克，延胡索 9 克，鸭肉 500 克，盐、醋各适量

**做法**

① 将鸭肉洗净切块，用少许盐腌渍入味。

② 五灵脂、延胡索洗净，放入碗内，加适量水，隔水蒸30分钟左右。

③ 将鸭肉放入大盆内，倒上药汁，隔水蒸至鸭肉熟软，食前滴少许醋调味即可。

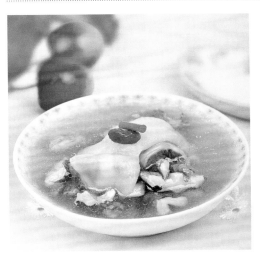

# 桃仁猪蹄汤

**材料**

桃仁 15 克，猪蹄 300 克，花生米 50 克，盐、枸杞子、葱段、高汤各适量

**做法**

① 将猪蹄洗净，切块。

② 桃仁、花生米洗净备用。

③ 锅置火上，倒入高汤，下入猪蹄、桃仁、花生米、枸杞子，调入盐，煲至熟撒上葱段即可。

# 五灵脂红花炖鱿鱼

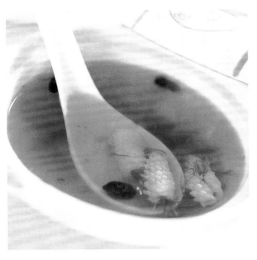

**材料**

五灵脂 9 克，红花 6 克，鱿鱼 200 克，生姜、葱、盐各 5 克，绍酒 10 毫升

**做法**

① 把五灵脂、红花洗净；鱿鱼洗净，切块；生姜洗净切片；葱洗净切段。

② 把鱿鱼放在蒸盆内，加入盐、绍酒、生姜、葱、五灵脂和红花，注入适量清水。

③ 把蒸盆置蒸笼内，用大火蒸35分钟即成。

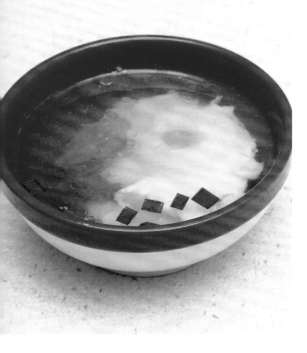

# 三七煮鸡蛋

**材料**

三七 10 克，鸡蛋 1 个，盐、葱花各少许

**做法**

① 将三七去除杂质，洗净。

② 锅置火上，倒入适量清水，将三七加水煮片刻，捞起沥干备用。

③ 另起锅，倒入适量水，待水烧开后，打入鸡蛋，至煮熟，再将备好的三七放入锅中煮熟，加入盐、葱花调味即可。

**养生功效**

　　三七具有显著的活血化淤、消肿定痛功效。由于三七同为人参属植物，而它的有效活性物质又高于和多于人参，因此又被现代中药药物学家称为"参中之王"。本品具有活血化淤、疏通血管的功效，适用于高血压、动脉粥样硬化、冠心病等病症患者。

# 人参猪心汤

**材料**

人参段 8 克，猪心 195 克，绿豆芽 10 克，清汤适量，盐 3 克，姜末、枸杞子各少许

**做法**

① 将猪心洗净，汆水，切片；人参段洗净；绿豆芽洗净备用。

② 汤锅上火，倒入清汤，调入盐、姜末。

③ 入猪心、人参段、枸杞子至熟，撒入绿豆芽即可。

**养生功效**

　　猪心是补益食品，常用于心神异常之病变，配合镇心化痰之药应用，效果明显。本品具有大补元气、养心安神的作用，可用于气血虚所致的心律失常等症。

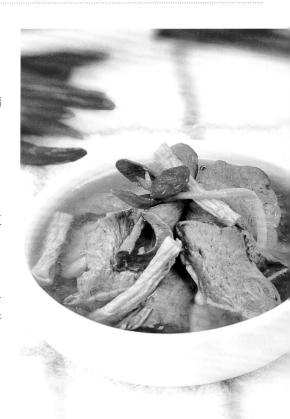

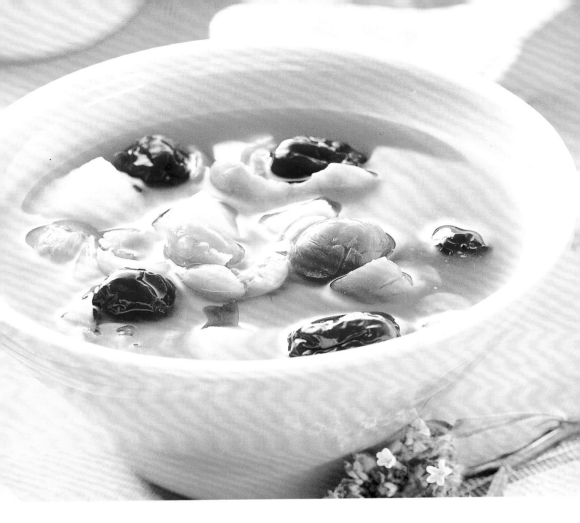

# 桂圆山药红枣汤

**材料**

桂圆 180 克，山药 150 克，红枣 6 颗，莲子 20 克，冰糖适量

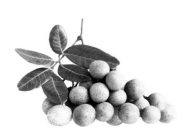

**桂圆：** 养心安神，补气助阳

**做法**

1. 山药削皮洗净，切小块；红枣洗净；桂圆去壳取肉。
2. 锅中加适量水煮开，加入山药煮沸，再下入红枣、莲子；待山药熟透、红枣松软，将桂圆肉剥开加入。
3. 待桂圆肉之香甜味渗入汤中即可关火，再酌加冰糖调味。

**养生功效**

桂圆肉具有良好的滋养补益、补气血、安神定志的功效，可用于心脾虚损、气血不足所致的失眠、健忘等症。本品具有补益心脾、养血护心、减缓焦虑紧张情绪等功效。

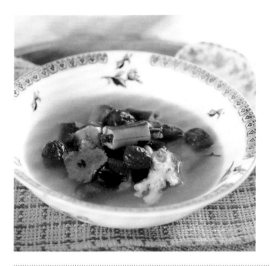

# 川芎当归黄鳝汤

**材料**

川芎10克，当归12克，桂枝5克，红枣5颗，黄鳝200克，盐适量

**做法**

❶ 将川芎、当归、桂枝洗净；红枣洗净，浸软，去核。

❷ 黄鳝剖开，去除内脏，洗净，入开水锅内稍煮，捞起过冷水，刮去黏液，切长段。

❸ 将除盐外的材料放入砂煲，加水，大火煮沸后，改小火煲1个小时，加盐调味即可。

# 酒酿蛋花

**材料**

益母草10克，甜酒酿200毫升，鸡蛋2个，白糖适量

**做法**

❶ 益母草、甜酒酿加水煮开，待煮沸转小火续煮10分钟，将酒精煮至挥发掉。

❷ 加白糖入甜酒酿中。

❸ 将鸡蛋打散，徐徐淋入甜酒酿中，至蛋花成形即可。

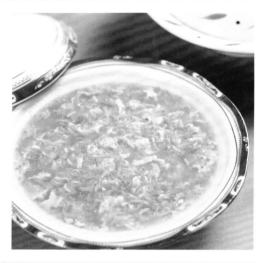

# 桂圆花生汤

**材料**

桂圆80克，生花生米20克，白糖8克，青菜适量

**做法**

❶ 桂圆去壳，取肉洗净；青菜洗净，备用。

❷ 生花生米洗净，再浸泡20分钟。

❸ 锅中加水，将桂圆肉与生花生米一起下入，煮30分钟后，放入青菜，加白糖调味即可。

# 生姜红枣汤

**材料**

生姜 30 克，红枣 8 颗，冰糖 10 克，青椒块少许

**做法**

① 将生姜去皮，洗净，切丝；红枣洗净，浸泡，去核，备用。

② 净锅上火倒入水，下入生姜丝、红枣，煲至熟，关火。

③ 调入冰糖，撒上青椒块即可。

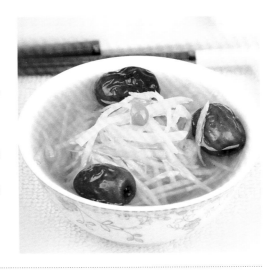

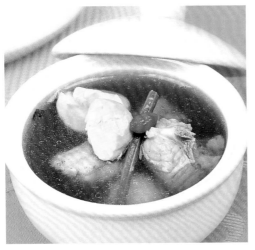

# 排骨桂枝板栗汤

**材料**

排骨 350 克，桂枝 20 克，板栗 20 克，蒜薹段、盐各少许，枸杞子 5 克，高汤适量

**做法**

① 将排骨洗净、切块、氽水。

② 桂枝洗净，备用；板栗去壳，备用。

③ 净锅上火，倒入高汤，调入盐，放入排骨、蒜薹段、板栗、桂枝、枸杞子煲至熟即可。

# 生姜肉桂炖虾丸

**材料**

肉桂 5 克，薏米 30 克，猪瘦肉 50 克，虾仁 150 克，生姜末 15 克，盐、食用油各适量

**做法**

① 猪瘦肉洗净剁末；虾仁洗净剁末，与猪瘦肉末、生姜末搅匀，挤成肉丸。

② 肉桂洗净；薏米淘净。

③ 以上材料入炖煲煮沸，中火炖1个小时，转小火续炖1个小时，入少许熟食用油、盐调味即可。

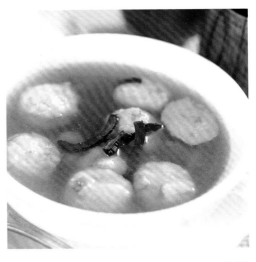

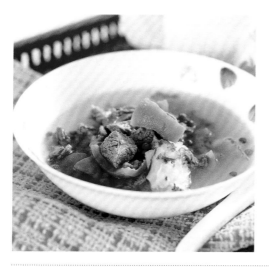

# 花椒羊肉汤

**材料**

当归 20 克，生姜 15 克，羊肉 300 克，花椒、盐各适量

**做法**

① 羊肉洗净，切块；生姜洗净去皮，切块。

② 花椒、生姜、当归洗净，和羊肉块一起置入砂锅中。

③ 加水煮沸，再用小火炖1个小时，用盐调味即成。

# 当归山楂汤

**材料**

当归 16 克，山楂 15 克，红枣适量

**做法**

① 将红枣泡发，清洗干净；将山楂、当归也清洗干净。

② 红枣、当归、山楂一起放入砂锅中。

③ 加水煮沸，改小火煮1个小时即可。

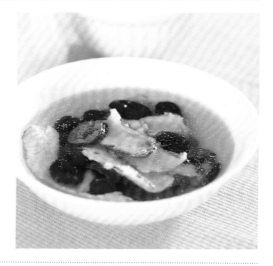

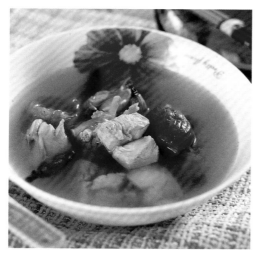

# 辛夷花乳鸽汤

**材料**

辛夷花 25 克，蜜枣 3 颗，乳鸽 1 只，盐适量

**做法**

① 将辛夷花、蜜枣洗净。

② 将乳鸽宰杀，去毛和内脏，洗净，斩件，氽水。

③ 将辛夷花、蜜枣、乳鸽放入炖盅内，加适量清水，大火煮沸后改小火煲2个小时，加盐调味即可。

# 丝瓜络煲猪瘦肉

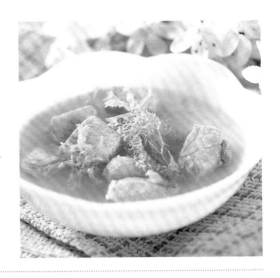

## 材料

丝瓜络 100 克，猪瘦肉 60 克，盐 4 克

## 做法

1 将丝瓜络洗净，猪瘦肉洗净切块。

2 丝瓜络、猪瘦肉同放锅内煮汤，至熟加少许盐调味。

3 饮汤吃肉，为1日量，分2次食用。5天为1个疗程，连用1～3个疗程。

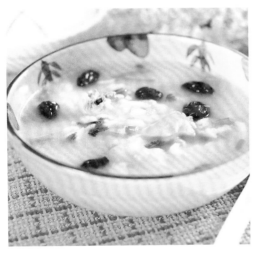

# 红枣鸡肉粥

## 材料

红枣 10 颗，葱花 10 克，鸡肉、大米各 100 克，香菜、生姜各 10 克，盐 3 克

## 做法

1 将大米、生姜、红枣洗净；鸡肉洗净切粒备用。

2 以上四种材料放入锅中煮半个小时左右。

3 粥成，再加入葱花、香菜和盐调味即可。

# 车前子田螺汤

## 材料

车前子 50 克，红枣 10 颗，田螺（连壳）1000 克，盐适量

## 做法

1 先用清水浸养田螺1～2天，经常换水以漂去污泥，洗净，钳去尾部。

2 车前子洗净，用棉布袋包好；红枣洗净。

3 车前子、红枣、田螺入开水锅中，大火煮沸，改小火煲2个小时，拣出棉布袋，放盐调味即可。

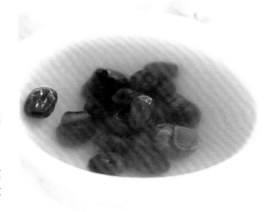

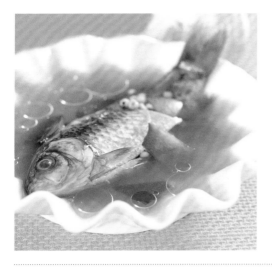

# 薏米瓜皮鲫鱼汤

### 材料

冬瓜皮 60 克，薏米 30 克，鲫鱼 250 克，生姜 3 片，盐少许

### 做法

1. 将鲫鱼剖洗干净，去内脏，去鳃；冬瓜皮、薏米分别洗净。
2. 将冬瓜皮、薏米、鲫鱼、生姜片放进汤锅内，加适量清水，盖上锅盖。
3. 用中火烧开，转小火再煲1个小时，加盐调味即可。

# 杜仲牛肉汤

### 材料

杜仲 20 克，枸杞子 15 克，牛肉 500 克，姜片、葱段各少许，鸡汤 800 毫升，盐适量

### 做法

1. 将牛肉洗净，汆烫，去血水。
2. 杜仲和枸杞子洗净，和牛肉、姜片、葱段、鸡汤同入锅煮沸，转小火将牛肉煮至熟烂。
3. 起锅前拣去杜仲、姜片和葱段，加盐调味即可。

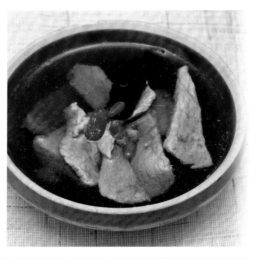

# 菠菜羊肝汤

### 材料

谷精草、夏枯草各 15 克，菠菜 300 克，羊肝 1 副，盐适量

### 做法

1. 将菠菜洗净，焯熟；羊肝洗净汆水；谷精草、夏枯草均洗净。
2. 将菠菜、羊肝、谷精草、夏枯草一起放入锅内，加水煎煮至熟，加盐调味即可。

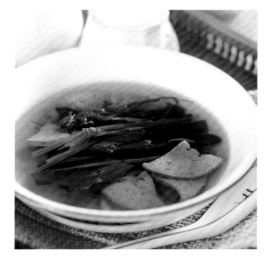

# 四味猪肚汤

**材料**

益智仁 10 克，芡实 30 克，山药、莲子（去心）各 20 克，猪肚 1 副，盐适量

**做法**

1 将猪肚洗净，切块；益智仁、芡实、山药、莲子冲洗干净，山药切片。

2 锅中加水，放入猪肚、益智仁、芡实、山药、莲子，小火炖熟。

3 下盐调味即可。

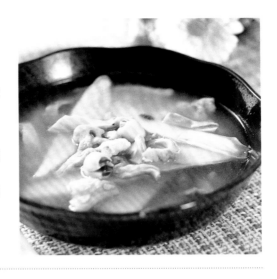

# 白果莲子乌鸡汤

**材料**

白果、莲子各 40 克，乌鸡腿 1 只，盐 5 克

**做法**

1 乌鸡腿洗净、剁块，汆烫后捞出冲净；白果、莲子洗净。

2 将乌鸡腿放入锅中，加水至盖过材料，以大火煮开，转小火煮20分钟。

3 加入莲子，续煮15分钟，再加入白果煮开，最后加盐调味即可。

# 山药当归鸡汤

**材料**

紫山药 35 克，当归、枸杞子各 8 克，鸡腿 70 克，盐少许

**做法**

1 山药去皮，洗净，切滚刀块。当归、枸杞子均洗净。

2 鸡腿洗净，剁成块，再用沸水汆烫。

3 紫山药、当归、枸杞子放入水锅，待水滚后，放鸡腿煮至肉熟烂，放入盐调味即可。

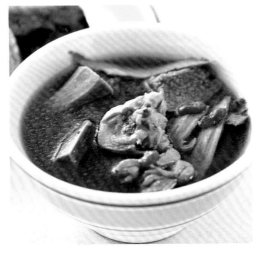

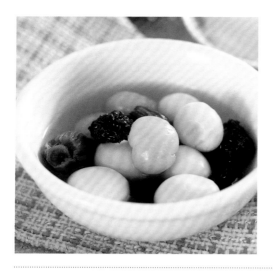

# 桂圆黑枣汤

**材料**

桂圆 50 克，黑枣 30 克，冰糖适量

**做法**

① 桂圆去壳，去核，洗净备用；黑枣洗净。

② 锅中加水烧开，下入黑枣煮5分钟后，加入桂圆。

③ 一起煮25分钟，再下冰糖煮至溶化即可。

# 苹果雪梨煲牛腱

**材料**

甜杏仁、苦杏仁各 25 克，苹果、雪梨各 1 个，牛腱 300 克，生姜 3 片，盐 3 克

**做法**

① 苹果、雪梨洗净，去皮，切块；牛腱洗净，切块，汆烫后捞起备用。

② 甜杏仁、苦杏仁和生姜洗净。

③ 将上述材料加水，以大火煮沸后，再以小火煮1.5个小时，最后加盐调味即可。

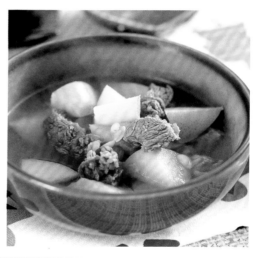

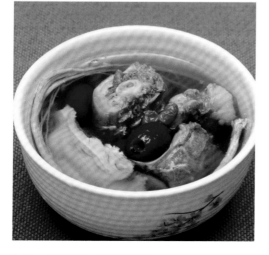

# 党参牛尾汤

**材料**

黄芪、党参、当归各 10 克，枸杞子 5 克，红枣 5 颗，牛尾 1 条，牛肉 250 克，牛筋 100 克，盐适量

**做法**

① 牛肉洗净切块；牛筋浸泡，下水煮15分钟；牛尾洗净斩成段；将黄芪、枸杞子、党参、当归、红枣均洗净。

② 将除盐外的所有材料放入锅中，加水。用大火煮沸后，转小火煮熟，加盐调味即可。

# 附子蒸羊肉

**材料**

制附子 10 克，鲜羊肉 200 克，姜丝、料酒、肉汤、盐、食用油、胡椒粉各适量

**做法**

❶ 将鲜羊肉洗净，放入锅中，加适量清水将之煮至七成熟，捞出。

❷ 取一个大碗依次放入鲜羊肉、制附子、料酒、食用油、肉汤、姜丝、盐、胡椒粉。

❸ 再放入沸水锅中隔水蒸熟即可。

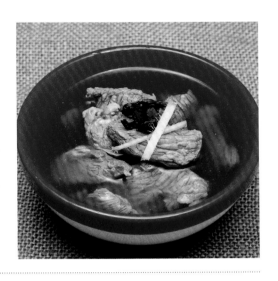

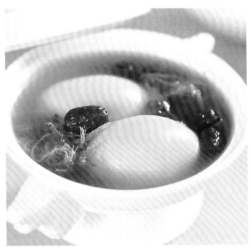

# 桑寄生竹茹汤

**材料**

桑寄生 40 克，竹茹 10 克，红枣 8 颗，鸡蛋 2 个，冰糖适量

**做法**

❶ 桑寄生、竹茹洗净；红枣洗净去核备用。

❷ 将鸡蛋用水煮熟，去壳备用。

❸ 桑寄生、竹茹、红枣加水以小火煲约1.5个小时，加入鸡蛋，再加入冰糖煮沸即可。

# 韭菜籽猪腰汤

**材料**

青菜叶、韭菜籽、芡实各 30 克，三七 10 克，猪腰 200 克，盐、葱、生姜、红甜椒片、米醋、食用油各适量

**做法**

❶ 将猪腰洗净切片汆水；韭菜籽、芡实洗净，三七、葱、生姜洗净备用。

❷ 热锅入食用油，爆香葱、生姜、红甜椒片，加水、盐、米醋、猪腰、韭菜籽、芡实、三七、青菜叶，用小火煲熟即可。

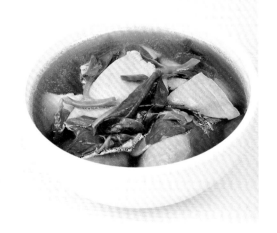

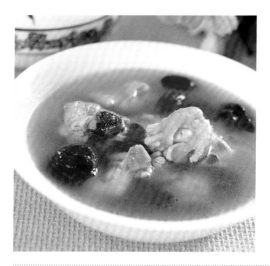

# 桑螵蛸红枣鸡汤

### 材料

桑螵蛸 20 克，红枣 8 颗，鸡腿 1 只，盐适量

### 做法

❶ 鸡腿洗净剁块，放入沸水中氽烫，捞起冲净；桑螵蛸、红枣洗净。

❷ 鸡腿、桑螵蛸、红枣一起盛入煲中，加适量水以大火煮开，转小火续煮30分钟。

❸ 加入盐调味即成。

# 陈皮老鸽汤

### 材料

陈皮、干贝各 15 克，山药 30 克，老白鸽 1 只，猪瘦肉 100 克，蜜枣 3 颗，盐 3 克

### 做法

❶ 陈皮、山药、干贝洗净，浸泡；猪瘦肉、蜜枣洗净。

❷ 鸽子处理干净，斩块，氽烫。

❸ 将清水2000毫升放入瓦锅内，煮沸后加入以上用料，大火煮沸后，改用小火煲3个小时，加盐调味即可。

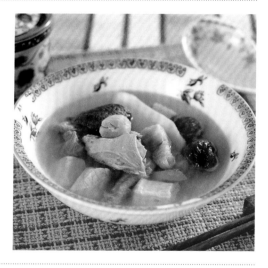

# 海马汤

### 材料

海马 2 只，枸杞子15克，红枣 5 颗，生姜 2 片，盐适量

### 做法

❶ 将枸杞子、红枣均洗净。

❷ 海马泡发洗净。

❸ 海马、枸杞子、红枣、生姜加水煎煮30分钟，加盐调味即可。

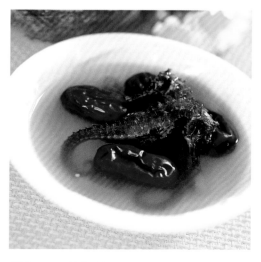

# 荠菜四鲜宝

**材料**

杏仁 30 克，白芍 15 克，荠菜 50 克，虾仁 100 克，盐、黄酒、淀粉、食用油各适量

**做法**

❶ 杏仁、白芍、荠菜、虾仁均洗净，切丁。

❷ 将虾仁用盐、黄酒、淀粉上浆后，入四成热食用油中滑炒备用。

❸ 锅中加入清水，将杏仁、白芍、荠菜、虾仁放入锅中煮熟后，再加盐调味即可。

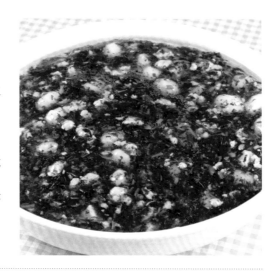

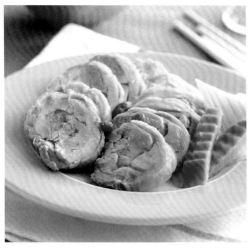

# 晶莹醉鸡

**材料**

高丽参 5 克，鸡腿 100 克，西芹片、枸杞子、胡萝卜条各 10 克，姜片、米酒各适量

**做法**

❶ 高丽参、枸杞子入锅中，煎煮滤汤汁；鸡腿去骨，洗净，用线捆紧；西芹片、胡萝卜条焯熟。

❷ 姜片入锅，加水煮沸，入鸡腿，焖煮5分钟取出；汤汁、米酒入锅中，加鸡腿拌匀后切片，与西芹片、胡萝卜条装盘。

# 肾气乌鸡汤

**材料**

熟地、山药各15克，山茱萸、丹皮、茯苓、泽泻、牛膝各8克，乌鸡腿1只，盐3克

**做法**

❶ 乌鸡腿洗净，剁块，入沸水中汆去血水；山茱萸、丹皮、茯苓、泽泻装入棉布袋。

❷ 将乌鸡腿、熟地、山药、牛膝、棉布袋同入煮锅中，加适量水至盖过所有的材料。

❸ 以大火煮沸，然后转小火续煮40分钟左右，取出棉布袋，放入盐调味即可。

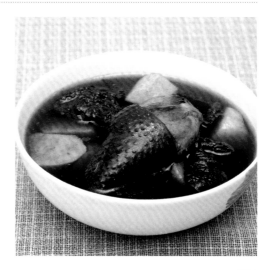

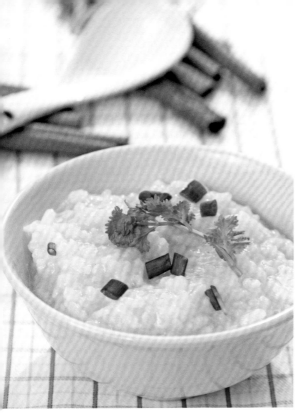

# 肉桂米粥

### 材料

肉桂 5 克，大米 100 克，白糖、葱花各 3 克，香菜段少许

### 做法

1 大米洗净泡发30分钟后捞出，沥干水分，备用；肉桂洗净，加水煮好，取汁。

2 锅置火上，加入适量清水，放入大米，以大火煮开，再倒入肉桂汁。

3 以小火煮至浓稠状，调入白糖拌匀，再撒上葱花、香菜段即可。

### 养生功效

此粥具有温补元阳、健脾养胃的功效，适宜畏寒怕冷者、手脚发凉者、胃寒冷痛者、痛经者、肾虚作喘者食用。内热较重、舌红无苔、阴虚火旺者不宜食用。

# 牛奶炖花生

### 材料

枸杞子 20 克，红枣 2 颗，银耳 50 克，牛奶 1000 毫升，花生米 100 克，冰糖适量

### 做法

1 将银耳、花生米、枸杞子、红枣洗净。

2 银耳洗净，撕成小片，用水泡发30分钟；枸杞子泡发备用。

3 砂锅上火，加适量水，加入银耳、花生米，煮至花生米八成熟时，倒入牛奶、枸杞子、红枣、冰糖同煮至花生熟烂时即可食用。

### 养生功效

牛奶味甘，性平、微寒，入心、肺、胃经，具有补虚损、益肺胃、生津润肠之功效，用于久病体虚、气血不足、营养不良、消渴、便秘。此品可滋阴养血、排泄尿酸。

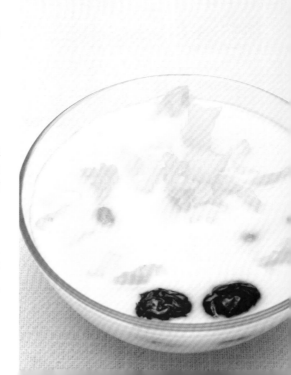

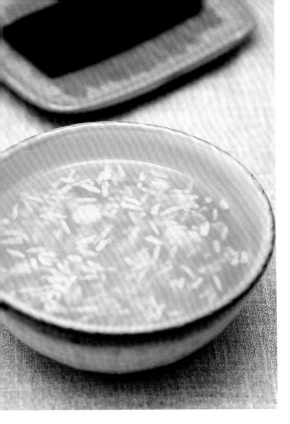

# 甜酒煮阿胶

**材料**

阿胶 12 克，甜酒 500 毫升，片糖适量

**做法**

1 阿胶洗净，烊化。

2 将锅洗净，加入适量清水，将甜酒倒入，加热至沸腾。

3 放入阿胶后搅匀，将大火改为小火，待沸腾后，再加入片糖，继续加热，至阿胶、片糖完全溶化即可。

**养生功效**

　　阿胶具有生血作用，可用于失血性贫血、缺铁性贫血、再生障碍性贫血等症及年老体弱、儿童、女性等人群的滋补，并对儿童、青少年的生长发育具有促进作用。本品有滋阴补血、活血化淤、养心安神的功效。

# 黑米红豆茉莉花粥

**材料**

黑米 50 克，红豆 30 克，茉莉花适量，莲子、花生米各 20 克，白糖 5 克

**做法**

1 黑米、红豆均洗净泡发；莲子、花生米、茉莉花均洗净。

2 锅置火上，倒入清水，放入黑米、红豆、莲子、花生米煮开。

3 加入茉莉花同煮至浓稠状，调入白糖拌匀即可。

**养生功效**

　　此粥具有滋阴补肾、利水除湿的功效，适合贫血、乌发早白、水肿、黄疸、泻痢、咳嗽、脾虚泄泻等患者食用。消化不良者、火盛热燥者不宜食用。

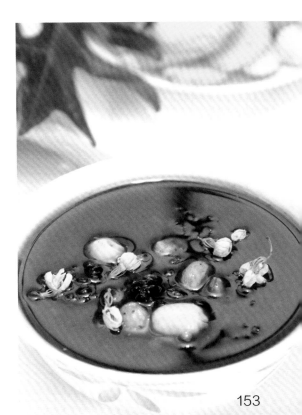

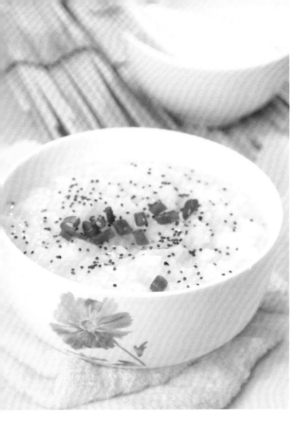

# 菟丝子粥

### 材料

菟丝子 8 克，大米 100 克，白糖、葱各 5 克

### 做法

1. 大米淘洗干净，置冷水中浸泡，捞出沥干水分；菟丝子洗净；葱洗净，切花。
2. 锅置火上，倒入清水，放入大米，以大火煮至米粒开花。
3. 再加入菟丝子煮至浓稠状，撒上葱花，调入白糖拌匀即可。

### 养生功效

　　菟丝子可补肾益精，养肝明目，适用于肝肾不足的腰膝筋骨酸痛、腿脚软弱无力、阳痿遗精、头晕眼花、视物不清、耳鸣耳聋以及女性带下、习惯性流产等症。此粥有补肝肾、益精髓、养肌、强阴、坚筋骨、益气力之功效。

# 板栗桂圆粥

### 材料

桂圆肉、玉竹各 20 克，大米 90 克，板栗 20 克，葱花、白糖各适量

### 做法

1. 板栗去壳、去皮洗净，切碎；桂圆肉、玉竹洗净；大米洗净泡发。
2. 锅置火上，注入清水，放入大米，用大火煮至米粒开花。
3. 放入板栗、桂圆肉、玉竹，用中火煮至熟后，放入白糖调味，撒上葱花即可。

### 养生功效

　　板栗营养丰富，维生素 C 含量比西红柿还要高，更是苹果含量的十几倍。板栗可养胃健脾、补肾强筋，对人体有滋补功能。此粥具有壮阳补肾、补益心脾、养血安神、润肤美容等功效。

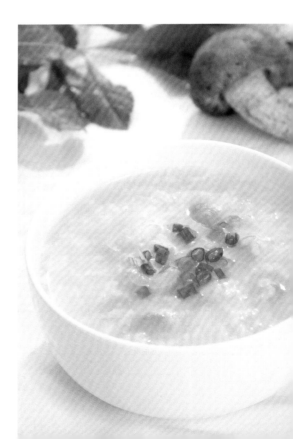

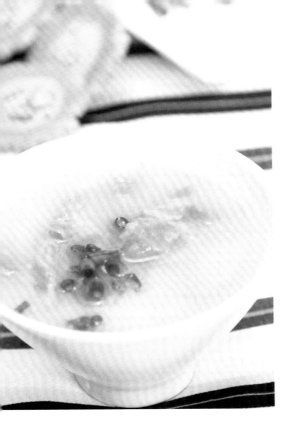

# 桂圆羊肉粥

**材料**

桂圆70克，羊肉100克，大米80克，盐3克，葱花少许

**做法**

❶ 桂圆去壳，取肉洗净；羊肉洗净，切片；大米淘净，泡好。

❷ 锅中注入适量清水，下入大米，大火烧开，下入羊肉、桂圆，改中火熬煮。

❸ 转小火，熬煮成粥，加盐调味，撒入葱花即可。

**养生功效**

　　羊肉既能御风寒，又可补身体，对一般风寒咳嗽、肾亏阳痿、腹部冷痛、面黄肌瘦、气血两亏等一切虚证均有治疗和补益效果，本粥具有补心脾、益气血、养肾藏精、温中散寒的作用。

# 韭菜牛肉粥

**材料**

韭菜35克，牛肉80克，红椒20克，大米100克，盐、胡椒粉、姜末各适量

**做法**

❶ 韭菜洗净，切长段；大米淘净，泡好；牛肉洗净，切片；红椒洗净，切圈。

❷ 大米放入锅中，加适量清水，大火烧开，下入牛肉和姜末，转中火熬煮至粥将成。

❸ 放入韭菜、红椒圈，待粥熬至浓稠，加盐、胡椒粉调味即可。

**养生功效**

　　牛肉中含有丰富的蛋白质，氨基酸组成等比猪肉更接近人体需要，对生长发育及手术后、病后调养的人在补充失血和修复组织等方面特别适宜。此品可补肾温阳、益肝健胃、提高免疫力。

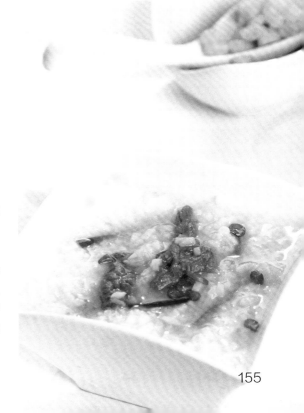

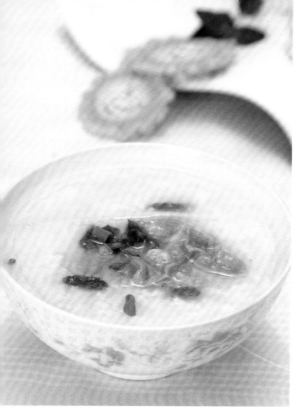

# 羊肉枸杞子姜粥

**材料**

枸杞子、生姜各30克，羊肉100克，大米80克，盐3克，葱花少许

**做法**

1. 大米淘净，泡30分钟；羊肉洗净，切片；生姜洗净，去皮，切丝；枸杞子洗净。
2. 大米入锅，加水大火煮沸，下入羊肉、枸杞子、生姜丝，转中火熬煮至米粒软散。
3. 小火熬煮成粥，加盐调味，撒入葱花即可。

**养生功效**

　　枸杞子可滋补肝肾、益精明目，可用于虚劳精亏、腰膝酸痛、眩晕耳鸣、内热消渴、血虚痿弱、目昏不明。本粥具有祛风止痛、温中暖胃、补肾助阳的作用。

# 高良姜粥

**材料**

高良姜15克，大米110克，盐3克，葱少许

**做法**

1. 大米洗净泡发；高良姜润透，洗净，切片；葱洗净，切花。
2. 锅置火上，注水后，放入大米、高良姜，用大火煮至米粒开花。
3. 改用小火熬至粥成，放入盐调味，撒上葱花即成。

**养生功效**

　　现代药理研究表明高良姜具抗氧化、抗溃疡、抗腹泻、抗肿瘤、抗菌、抗凝血、抗血栓、降血压及镇痛等作用，临床应用于胃脘疼痛及脘腹胀满之症。本品具有祛风散寒、温胃止痛、行气化淤的功效。

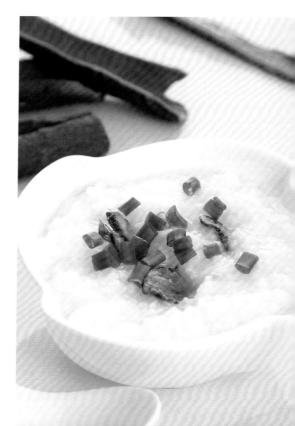

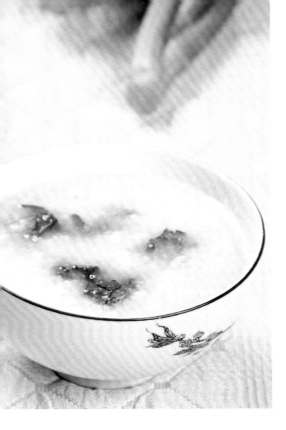

# 荠菜粥

**材料**

香菜 10 克，鲜荠菜 50 克，大米 100 克

**做法**

❶ 将鲜荠菜、香菜洗净，切成小片。

❷ 将大米淘洗干净，放入锅内，加适量水。

❸ 把切好的鲜荠菜放入锅内，置大火上煮沸，用小火熬煮至熟，撒上香菜拌匀即可。

**养生功效**

荠菜的药用价值很高，全株入药，具有明目、清凉、解热、利尿、治痢等药效，其花与籽可以止血，治疗血尿、肾炎、高血压、咯血、痢疾、麻疹、头昏目痛等症。本品具有补虚健脾、温中散寒、理气暖胃等功效。

# 白萝卜姜糖粥

**材料**

生姜 20 克，红糖 7 克，白萝卜、大米各 100 克，葱花适量

**做法**

❶ 生姜洗净，切丝；白萝卜洗净，切块；大米洗净泡发。

❷ 锅置火上，注水后，放入大米、白萝卜，用大火煮至米粒绽开。

❸ 再放入生姜，改用小火煮至粥成，调入红糖煮至入味即可。

**养生功效**

白萝卜性平，味甘、辛，归肺、脾经，具有消食、润肺、解毒、生津、利尿通便的功效，主治消化不良、痰多、大小便不通畅等。此粥具有下气消谷、温暖脾胃、散寒解表等功效。

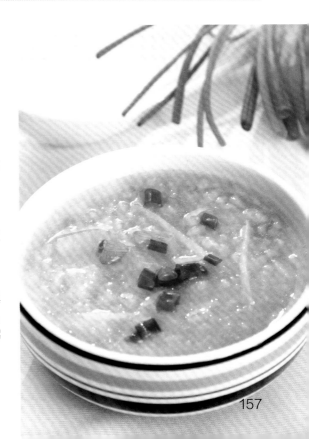

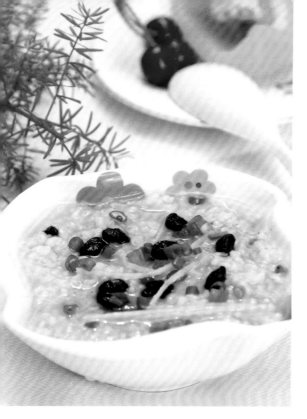

# 豆豉葱姜粥

## 材料

淡豆豉 15 克，葱、红椒、生姜各适量，糙米 100 克，盐 3 克，香油少许

## 做法

1. 糙米洗净，泡发30分钟；红椒洗净切圈；葱洗净切花；生姜洗净去皮，切丝。
2. 锅置火上，注入清水，放入糙米煮至米粒绽开，再放入淡豆豉、红椒圈、生姜丝。
3. 用小火煮至粥成，调入盐，滴入香油，撒上葱花即可。

## 养生功效

　　豆豉作为家常调味品，适合烹饪鱼肉时解腥调味。豆豉又是一味中药，风寒感冒、怕冷发热、寒热头痛、腹痛吐泻者宜食。此粥具有散寒暖胃、润肠通便、发汗解表的功效。

# 神曲粥

## 材料

神曲适量，大米 100 克，白糖 5 克，玉米片少许

## 做法

1. 大米洗净，泡发后，捞出沥水备用；神曲洗净。
2. 锅置火上，倒入清水，放入大米，以大火煮至米粒开花。
3. 加入神曲同煮片刻，再以小火煮至浓稠状，调入白糖拌匀，撒上玉米片即可。

## 养生功效

　　神曲，又名六曲、建曲、焦神曲，是由鲜青蒿、鲜苍耳、鲜辣蓼、红豆、杏仁等研碎混合，再与麦麸、白面等拌匀后，发酵而成，是中医常用的调和脾胃、助消化药之一。此粥有健脾消食、理气化湿、解表的功效。

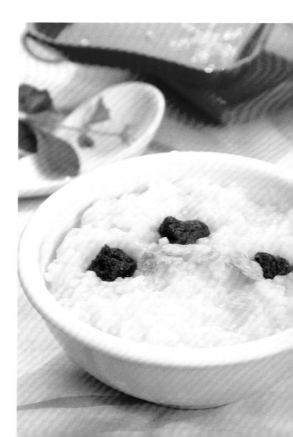

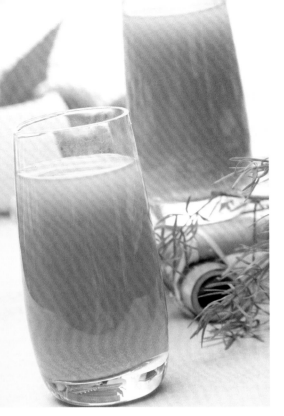

# 菠菜黑芝麻牛奶

### 材料
黑芝麻 10 克，菠菜 1 棵，牛奶、蜂蜜各适量

### 做法
❶ 菠菜洗净，去根；黑芝麻洗净，去杂质。
❷ 将菠菜、黑芝麻放入榨汁机中榨成汁。
❸ 加入牛奶、蜂蜜拌匀即可饮用。

### 养生功效
　　黑芝麻药食两用，具有补肝肾、滋五脏、益精血、润肠燥等功效，被视为滋补圣品。黑芝麻具有保健功效，一方面是因为其含有优质蛋白质和丰富的矿物质，另一方面是因为其含有丰富的不饱和脂肪酸、维生素 E 和珍贵的芝麻素及黑色素。本品具有补肾藏精、滋阴补血、润肠通便等功效。

# 黑豆芝麻汁

### 材料
黑芝麻 10 克，黑豆 20 克，香蕉少许

### 做法
❶ 黑豆洗净，入锅煮熟，捞出备用；黑芝麻洗净，去杂质；香蕉去皮，切段。
❷ 将黑豆、黑芝麻、香蕉加入200毫升冷开水放入搅拌机中搅打成泥即可。

### 养生功效
　　黑豆，又名乌豆，内含丰富的蛋白质、多种矿物质。中医认为，其味甘，性平，无毒，有解表清热、养血平肝、补肾壮阴、补虚黑发之功效。本品具有滋阴补肾、润肠通便、乌发防脱等功效。

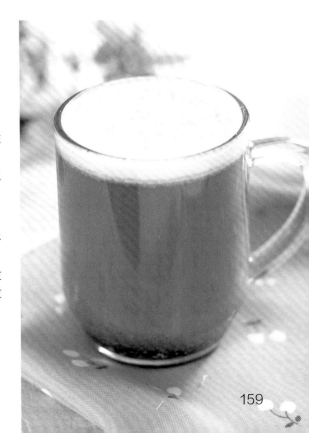

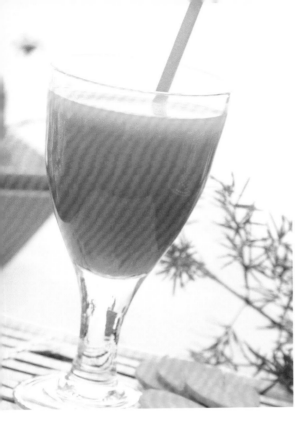

# 胡萝卜甜椒汁

### 材料

胡萝卜1根，红甜椒半个，柳橙半个，生姜10克

### 做法

1. 将胡萝卜洗净，去蒂，切成细长条形；红甜椒洗净，去蒂和籽。
2. 柳橙去皮，切成梳子形；生姜洗净去皮。
3. 将以上材料一起入榨汁机中榨成汁即可。

### 养生功效

　　胡萝卜富含维生素 A，可促进机体的正常生长与繁殖，维持上皮组织健康，防止呼吸道感染，保持视力正常，治疗夜盲症和眼干燥症。本品具有健脾暖胃、润肺止咳等功效。

# 石斛熟地茶

### 材料

石斛 10 克，熟地 20 克

### 做法

1. 将石斛、熟地洗净用消毒棉布袋包起来。
2. 再把做好的消毒棉布袋包放入装有500毫升开水的茶杯内。
3. 盖好盖，闷约5分钟后即可饮用。

### 养生功效

　　石斛味甘、淡、微咸，性寒，归胃、肾、肺经，益胃生津，滋阴清热，可用于辅助治疗阴伤津亏、口干烦渴、食少干呕、病后虚热、目暗不明等症。本品具有滋阴养血、补肾藏精、生津止渴等功效。

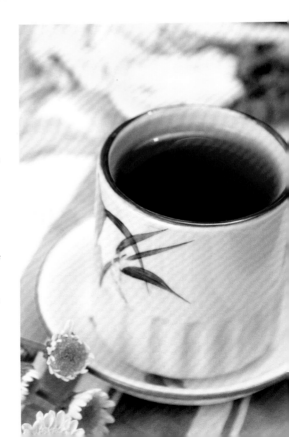